Depilação

MANUAL TÉCNICO E MERCADO DE TRABALHO

CB027383

Dados Internacionais de Catalogação na Publicação (CIP)
(Jeane Passos de Souza – CRB 8ª/6189)

Batista, Luana
    Depilação : manual técnico e mercado de trabalho /
Luana Batista – São Paulo : Editora Senac São Paulo, 2021.

Bibliografia.
ISBN 978-65-5536-483-5 (impresso/2021)
e-ISBN 978-65-5536-484-2 (ePub/2021)
e-ISBN 978-65-5536-485-9 (PDF/2021)

1. Beleza e higiene corporal : Depilação 2. Depilação
(técnica de trabalho) 3. Depilador : Mercado de trabalho
4. Depilador : perfil profissional I. Título.

21-1228t   CDD – 646.72
                                            BISAC HEA003000

Índice para catálogo sistemático:
1. Beleza e higiene corporal - cuidados :
Depilação 646.72

LUANA BATISTA

Depilação

MANUAL TÉCNICO E MERCADO DE TRABALHO

Editora Senac São Paulo – São Paulo – 2021

ADMINISTRAÇÃO REGIONAL DO SENAC NO ESTADO DE SÃO PAULO
Presidente do Conselho Regional: Abram Szajman
Diretor do Departamento Regional: Luiz Francisco de A. Salgado
Superintendente Universitário e de Desenvolvimento: Luiz Carlos Dourado

EDITORA SENAC SÃO PAULO
Conselho Editorial: Luiz Francisco de A. Salgado
Luiz Carlos Dourado
Darcio Sayad Maia
Lucila Mara Sbrana Sciotti
Luís Américo Tousi Botelho

Gerente/Publisher: Luís Américo Tousi Botelho
Coordenação Editorial: Ricardo Diana
Prospecção: Dolores Crisci Manzano
Administrativo: Verônica Pirani de Oliveira
Comercial: Aldair Novais Pereira

Edição e Preparação de Texto: Vanessa Rodrigues
Coordenação de Revisão de Texto: Janaina Lira
Revisão de Texto: ASA Comunicação e Design
Coordenação de Arte: Antonio Carlos De Angelis
Projeto Gráfico, Capa e Editoração Eletrônica: Veridiana Freitas
Fotos: Divulgação (p. 19), Adobe Stock (p. 15, 17, 50, 66-70, 74, 77), livro *Câncer de pele: conhecer para melhor combater* (p. 74) e Luiz Henrique Mendes (Vanilla Editora)
Modelos: Darcia Alves Sousa e Denis Camargo Martins
Coordenação de E-books: Rodolfo Santana
Impressão e Acabamento: Maistype

Produtos utilizados nas fotos gentilmente cedidos por Grupo Bioclean (Depil Bella)

Proibida a reprodução sem autorização expressa.
Todos os direitos desta edição reservados à
Editora Senac São Paulo
Av. Engenheiro Eusébio Stevaux, 823 – Prédio Editora
Jurubatuba – CEP 04696-000 – São Paulo – SP
Tel. (11) 2187-4450
editora@sp.senac.br
https://www.editorasenacsp.com.br

© Editora Senac São Paulo, 2021

SUMÁRIO

NOTA DO EDITOR

O Brasil é o terceiro país com o maior mercado de estética no mundo, de acordo com a Associação Brasileira da Indústria de Higiene Pessoal, Perfumaria e Cosméticos (ABIHPEC).

A busca por autoestima e satisfação com a própria imagem mantém esse mercado forte mesmo quando a economia desacelera. Para muita gente, o bem-estar e o cuidar de si mesmo ajudam a enfrentar crises. Para outras, são uma oportunidade de trabalho para sair mais rápido delas.

A depilação, segundo o Sebrae, é um hábito que o público não abandona nem mesmo no inverno. Mulheres – e cada vez mais homens – se depilam o ano todo. Falando em homens, o aumento da participação deles no mercado da estética (cerca de 30% nos últimos anos) exige que os profissionais conheçam os procedimentos para a pele e o pelo masculinos, e esse é um dos diferenciais deste livro.

Outro destaque é a biossegurança, uma preocupação da autora que funciona como um "selo de qualidade" extremamente valorizado nos tempos atuais. Além disso, ela compartilha sua experiência de mais de quinze anos na área para que o leitor saiba prestar serviços de depilação aplicando a melhor cera para cada tipo de pele e de pelo.

Precisão técnica e atuação segura com a saúde resultam em um perfil profissional de excelência – uma característica do Senac São Paulo presente nas páginas desta publicação.

AGRADECIMENTOS

Agradeço ao meu esposo e à minha mãe, que sempre me apoiaram em todos os meus projetos.

Sou grata também aos amigos de profissão – esteticistas, depiladores e biomédicos – que acreditam e confiam em meu trabalho.

Gostaria de agradecer, em especial, à minha mestra e amiga Elizete Garcia, com quem iniciei meus conhecimentos na estética, na depilação e na docência.

Aos meus alunos, pelo carinho e por todo o respeito.

E ao Senac São Paulo, pelo apoio, pelo cuidado e pela colaboração na edição deste livro.

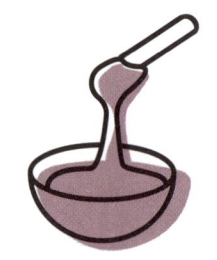

CAPÍTULO 1

A depilação ontem e hoje

TÉCNICAS E COSTUMES ATRAVÉS DOS TEMPOS

A depilação é uma prática milenar: segundo pesquisadores, a remoção de pelos indesejáveis já era feita no ano 1.500 a.C.

Na Grécia antiga, a busca por uma pele lisinha podia torturar muitas mulheres: elas costumavam arrancar os pelos com as mãos ou até mesmo queimá-los com brasa. Algumas mulheres chegavam a tomar uma bebida entorpecente para suportar a dor. Segundo esses pesquisadores da beleza, o primeiro instrumento depilatório foi o estrígil, uma espécie de varinha de cerca de 20 cm de comprimento e curvada na ponta. Ele removia a sujeira da pele e, quando utilizado com óleos, conseguia também retirar os pelos.

Na época do Império Romano, os pelos eram considerados vulgares. Tinham que ser totalmente extraídos do corpo de homens e mulheres, independentemente da classe social. Já se usavam pinças, lâminas e até cremes depilatórios (os quais, segundo os pesquisadores, eram feitos à base de soda cáustica).

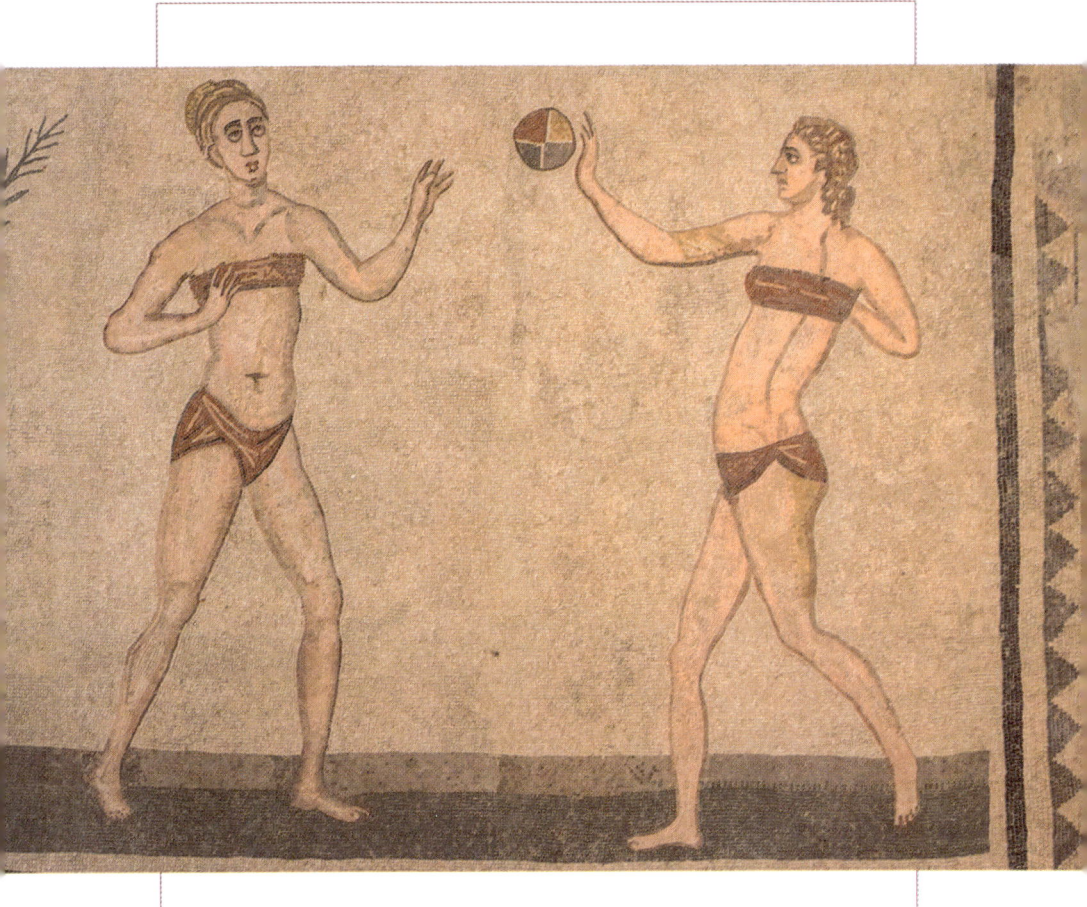

Detalhe de um famoso mosaico romano com duas mulheres vestindo biquíni e brincando com uma bola, do início do século IV d.C. Dá para entender por que a remoção dos pelos era valorizada.

Foi no antigo Egito que as mulheres começaram a utilizar misturas à base de argila, sândalo e mel, com o auxílio de tiras de tecidos finos, para retirar os pelos. A rainha Cleópatra era adepta da prática.

Também na Antiguidade já se via associação dos pelos com a religiosidade. Por exemplo, enquanto os muçulmanos incentivavam homens e mulheres a retirar os pelos, no catolicismo eles eram valorizados como sinal de castidade.

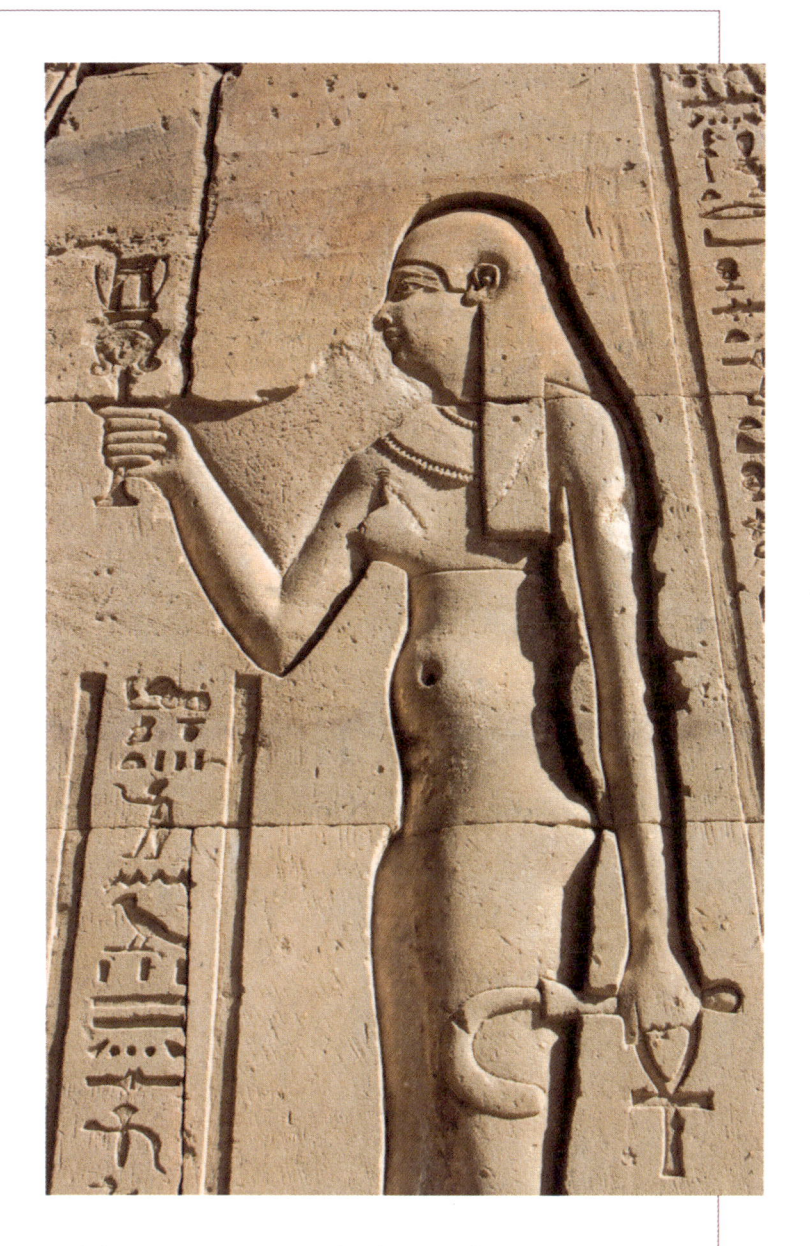

Cleópatra, que passou para a história como figura poderosa, inteligente e sedutora, depilava-se ao estilo criado pelos egípcios, que empregava cera de abelha para a remoção dos pelos. Na imagem acima, a rainha é retratada em escultura na parede do templo de Hórus, no Egito.

Já em 1500, aqui no Brasil, na famosa carta que Pero Vaz de Caminha escreveu ao rei de Portugal para falar da terra recém-descoberta, ele mencionou que as mulheres nativas não possuíam pelos pubianos. E não se tratava da natureza indígena, pois mais tarde se descobriu que as índias usavam espinhas de peixe para se depilar.

Séculos mais tarde, nos anos 1800, os homens aderiram à remoção da barba. Os novos padrões de beleza masculina ensejaram a invenção dos barbeadores, e a gilete foi criada em 1895.

No século XX, a retirada dos pelos seguiu refletindo a moda e os padrões estéticos vigentes.

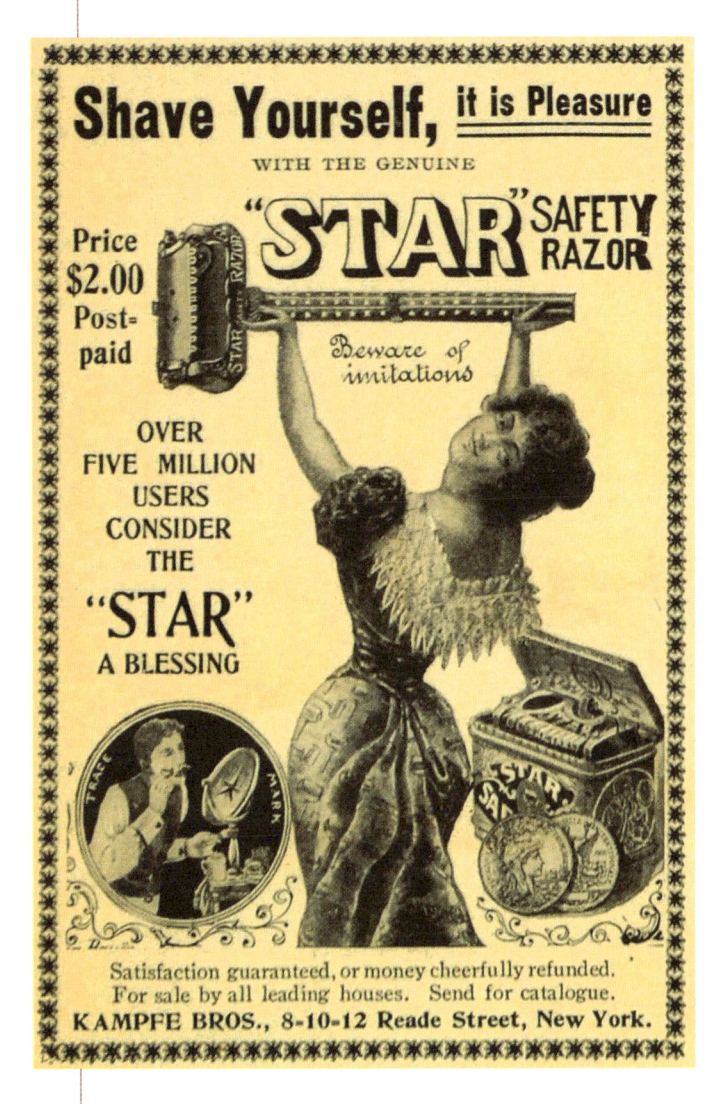

O anúncio da navalha Star, de 1901, reflete a moda da remoção dos pelos do rosto entre os homens, estimulando-os a fazer a barba com o produto. A propaganda destaca que "mais de cinco milhões de usuários consideram 'Star' uma bênção".

DE 100 ANOS PARA CÁ

● ANOS 1920/1930/1940

Com vestidos e blusas sem manga, as mulheres passaram a depilar as axilas. No Brasil, os primeiros relatos de depilação se referem à retirada dos pelos das sobrancelhas.

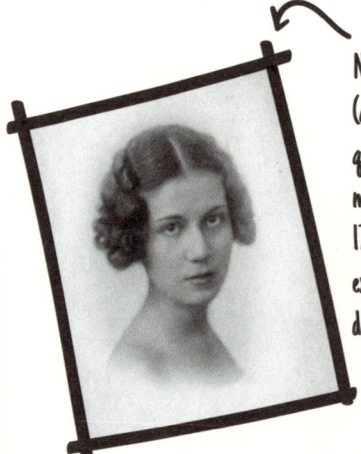

Nos anos 1930, "fazer a sobrancelha" (a moda era usá-la bem fininha) significava que uma menina havia crescido, como mostra esse retrato de uma jovem de 17 anos em 1934. A remoção dos pelos "em excesso" mudava completamente o olhar da mocinha.

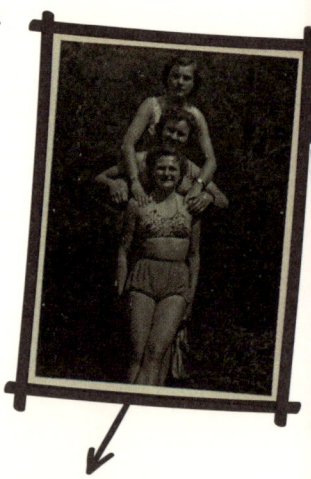

Jovens em trajes de verão em 1945.

● ANOS 1950

O mercado da beleza se fortaleceu mundialmente, com muitos lançamentos de cosméticos. A depilação se tornou parte da rotina de cuidados da mulher.

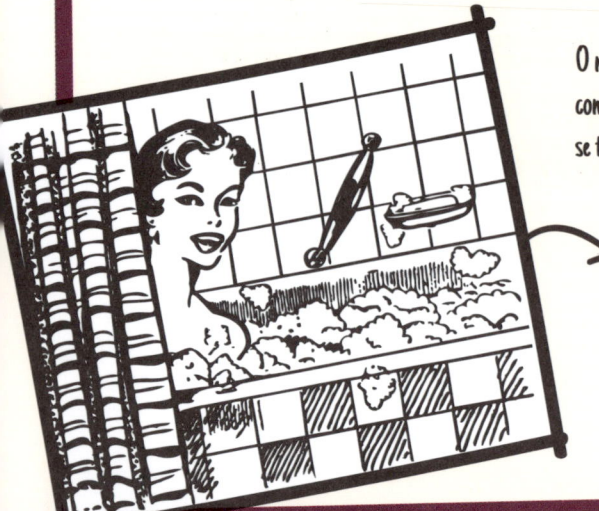

Na década de 1950, a maioria das mulheres retirava os pelos indesejados em casa, com lâmina de barbear.

● ANOS 1960

Em pleno movimento *hippie*, foram dados os primeiros passos da fotodepilação a *laser* (a qual seria aprovada somente anos depois).

Na década de 1960, ao lado da contestação *hippie* e de movimentos por um look mais despojado e natural, a remoção dos pelos se manteve em alta, impulsionada pela moda de vestidos curtos e minissaias.

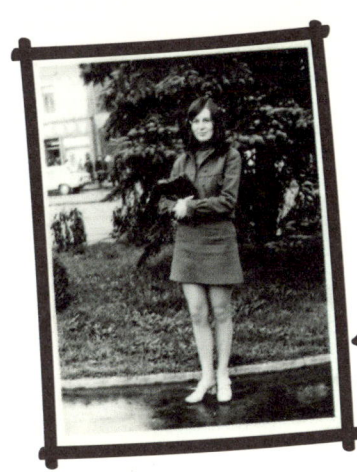

● ANOS 1980

A moda ditava sobrancelhas mais naturais, e muitas mulheres aderiram à onda de descoloração dos pelos dos braços e pernas. O mercado da beleza, acompanhando a tendência dos corpos cada vez mais expostos (era a época do fio dental), se ampliou, e surgiram os primeiros salões especializados em serviços de depilação.

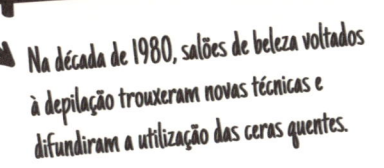

Na década de 1980, salões de beleza voltados à depilação trouxeram novas técnicas e difundiram a utilização das ceras quentes.

● ANOS 2000

A depilação com luz pulsada (fotodepilação) e a com *laser* passaram a ser usadas.

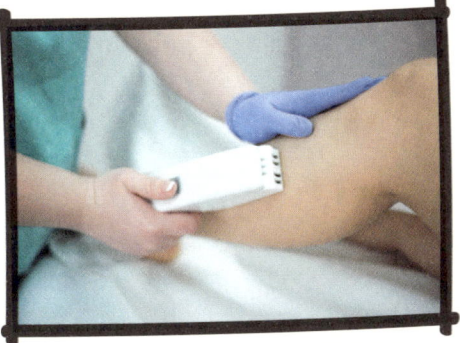

Procedimento a *laser*, que deve ser realizado por médicos e outros profissionais habilitados.

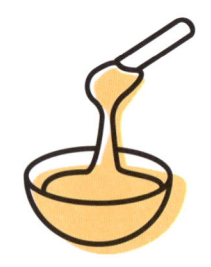

CAPÍTULO 2

A profissão e o mercado

Embora muitas mulheres ainda se sintam mais à vontade sendo atendidas por profissionais do mesmo gênero, é cada vez mais comum encontrarmos homens atuando na área de depilação. Pela minha experiência dando aulas, posso afirmar que as turmas sempre têm participantes homens. O mercado reflete essa mudança, já que podemos encontrar *studios* voltados para esse público e cursos, ministrados por homens, com foco na remoção de pelos dos corpos masculinos.

Quando a depilação com cera quente surgiu no Brasil, na década de 1980, ainda não havia profissionais com treinamento para essa prática. Os salões de beleza contratavam pessoas que, mesmo sem experiência, sentiam-se capazes de realizar a tarefa. Essas pessoas geralmente aprendiam a depilar com um parente, uma amiga ou alguém que tivesse essa habilidade. Era uma época em que não se observavam muitos critérios de higiene e cuidados com a pele.

O profissional de depilação dos tempos atuais não é apenas um "arrancador de pelos". Ele precisa se desenvolver muito bem para realizar um serviço com qualidade e atingir as expectativas do cliente, preocupando-se com a saúde e a qualidade de vida desse cliente.

O depilador precisa conhecer a estrutura da pele, além dos cuidados básicos com ela. Deve conhecer e aplicar a técnica adequada para cada tipo de depilação e usar os produtos apropriados. E, por lidar na maioria das vezes com a intimidade do cliente, é importante estar atento à postura profissional, pois isso faz toda a diferença, trazendo mais segurança à pessoa que está sendo atendida.

Um marco para as profissões da beleza se deu em 18 de janeiro de 2012, com a Lei nº 12.592/2012, que regulamentou as atividades da área. Desde então, salões, clínicas de estética e institutos de depilação se tornaram mais exigentes com a formação dos profissionais, que devem ser certificados para atuar conforme os requisitos do mercado. Não podemos considerar a depilação apenas um procedimento estético. É uma atividade que, além do objetivo da beleza, envolve cuidados com a biossegurança, a higiene e o bem-estar.

LEI Nº 12.592, DE 18 DE JANEIRO DE 2012

Art. 1º É reconhecido, em todo o território nacional, o exercício das atividades profissionais de cabeleireiro, barbeiro, esteticista, manicure, pedicure, depilador e maquiador, nos termos desta Lei.

Parágrafo único. Cabeleireiro, barbeiro, esteticista, manicure, pedicure, depilador e maquiador são profissionais que exercem atividades de higiene e embelezamento capilar, estético, facial e corporal dos indivíduos.

(...)

Art. 4º Os profissionais de que trata esta Lei deverão obedecer às normas sanitárias, efetuando a esterilização de materiais e utensílios utilizados no atendimento a seus clientes.

Art. 5º É instituído o Dia Nacional do Cabeleireiro, Barbeiro, Esteticista, Manicure, Pedicure, Depilador e Maquiador, a ser comemorado em todo o país, a cada ano, no dia e mês coincidente com a data da promulgação desta Lei.

LEGISLAÇÕES

O objetivo profissional da depilação é a prestação de serviços a quem possa interessar e o recebimento pelos serviços prestados.

Esses serviços podem ser prestados em salões de beleza e clínicas de estética, entre outros estabelecimentos que oferecem serviços de beleza, e também de forma autônoma, em que se trabalha sozinho. Independentemente da forma de trabalho, é importante seguir as orientações legais e administrativas da atividade profissional de depilação.

Para desempenhar o papel à altura do que diz a lei que reconhece a profissão de depilador, precisamos trabalhar sempre dentro das normas legais. Para isso, é importante conhecer as legislações brasileiras (todas podem ser acessadas na internet), como:

* a Constituição Federal de 1988, que rege as leis de todo o país. Na Constituição, podemos conhecer nossos direitos e deveres como cidadãos;
* a Consolidação da Leis do Trabalho (CLT), pelo Decreto-lei nº 5.452, de 1º de maio de 1943;
* as alterações na CLT promovidas pela reforma trabalhista de 2017 (Lei nº 13.467, de 13 de julho de 2017);
* o Código de Defesa do Consumidor (Lei nº 8.078, de 11 de setembro de 1990);
* a Lei Orgânica de Saúde (Lei nº 8.080, de 19 de setembro de 1990);
* a legislação estadual e municipal específica relativa ao funcionamento de estabelecimentos de beleza e congêneres.

O MUNDO PÓS-PANDEMIA

Ficar atento à legislação se tornou ainda mais importante com a pandemia de Covid-19. É preciso checar constantemente fontes de informação oficiais para saber se houve atualizações sobre a atuação do depilador (aspectos de higiene) e sobre o mercado de trabalho (remuneração e contratação).

COMO OFERECER SEU SERVIÇO

É possível exercer a função de depilador em diferentes relações de trabalho:

→ como contratado de uma empresa, o que chamamos de contrato CLT. É a carteira assinada de quem atua em salões, clínicas e outros estabelecimentos dessa natureza;

→ como prestador de serviços em salões, clínicas e outros estabelecimentos, cadastrando-se como microempreendedor individual (MEI);

→ atendendo em domicílio ou firmando parceria com salões de beleza (enquadrando-se na Lei do Salão Parceiro).

CARTEIRA ASSINADA

Como contratado (CLT) de uma empresa, o profissional recebe salário e tem todos os seus direitos garantidos. Em contrapartida, o funcionário é subordinado a essa empresa e precisa cumprir uma série de deveres. Também tem tributos retidos na fonte, ou seja, descontados no holerite.

Direitos CLT

→ Remuneração, que inclui salário, horas extras e comissões.

→ Jornada de trabalho que não pode ultrapassar 8 horas/dia e 44 horas/semana.

→ Repouso semanal remunerado e feriados também remunerados.

→ Férias.

→ Benefícios previdenciários (por exemplo, salário-maternidade, auxílio-doença, aposentadoria).

→ Fundo de Garantia do Tempo de Serviço (FGTS), que é a contribuição realizada por parte do empregador e depositado mensalmente em uma conta na Caixa Econômica Federal. Em caso de demissão sem justa causa, a pessoa recebe a quantia que foi depositada, além de multa sobre o valor do FGTS.

→ 13º salário.

→ Licença-paternidade.

Deveres CLT

→ Respeitar seu contrato de trabalho.

→ Seguir as normas da empresa.

→ Manter sigilo sobre quaisquer informações da empresa, sejam técnicas ou administrativas.

→ Ser responsável e íntegro no ambiente de trabalho.

MICROEMPREENDEDOR INDIVIDUAL

Quem possui perfil empreendedor e deseja ter seu próprio negócio pode começar sendo um MEI, um microempreendedor individual.

Para ser enquadrado como MEI, existe um limite de faturamento por ano. Em 2020, era de R$ 81 mil — você precisa ficar atento a isso e ir atualizando. Além disso, o microempreendedor individual pode contratar apenas um empregado que ganhe um salário mínimo ou o piso salarial da categoria.

→ O profissional cadastrado como MEI adquire o registro no Cadastro Nacional de Pessoa Jurídica (CNPJ).

→ Está enquadrado no Simples Nacional, ficando isento de alguns tributos federais e pagando apenas um valor mensal que varia de acordo com o salário mínimo.

→ O MEI oferece direitos previdenciários, como salário-maternidade, auxílio-doença e aposentadoria.

→ Quem tem MEI também pode fazer parceria com salões de beleza, pela Lei do Salão Parceiro.

LEI DO SALÃO PARCEIRO

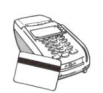

De acordo com a Lei do Salão Parceiro (Lei nº 13.352, de 27 de outubro de 2016), profissionais autônomos podem prestar serviços em salões a partir de um contrato entre as partes (depilador e proprietário do estabelecimento). Não há vínculo empregatício, e tanto o dono do salão como o profissional parceiro estão amparados juridicamente. A homologação do contrato deve ocorrer no Ministério do Trabalho local, perante duas testemunhas.

→ O dono do salão não precisa arcar com 13º salário, FGTS e contribuição previdenciária.

→ O profissional pode acertar com o salão suas condições de trabalho e, assim, até aumentar sua renda. Por exemplo, o contrato deve prever os percentuais de valores destinados a cada uma das partes, a retenção e o recolhimento de tributos pelo salão parceiro em relação aos valores recebidos, além da periodicidade dos pagamentos.

→ O contrato também deve estabelecer normas para uso, manutenção e higiene dos materiais utilizados.

IMAGEM PESSOAL E POSTURA PROFISSIONAL

Em um mercado tão competitivo quanto o da beleza, é preciso ser qualificado e estar antenado com as novidades, mas isso não é tudo. Devemos cuidar da nossa aparência, pois ela é o nosso "cartão de visitas". Em geral, ao escolher um estabelecimento de depilação, os clientes não consideram apenas fatores como localização e estrutura do espaço. O vestuário de quem trabalha nele também conta pontos.

MOMENTO CRUCIAL

Como afirma aquele ditado bem conhecido, não temos uma segunda chance de causar uma boa primeira impressão. Por isso, procure estar sempre bem cuidado para passar a melhor imagem possível ao cliente.

Além da atualização técnica e do cuidado pessoal, boa comunicação e um ótimo humor completam o "pacote do profissional perfeito", capaz de tornar a visita do cliente cada vez mais agradável.

Que fique claro que não estamos falando de aparência física; estamos falando de apresentação pessoal. Muitas vezes os clientes se espelham nos profissionais. Como confiar em um depilador que tem um aspecto desleixado?

Como a própria legislação reconhece, a atividade de depilação envolve aspectos de higiene e biossegurança. Por isso, quanto mais pudermos usar roupas claras, melhor. Cabelos bem cuidados (e presos) e unhas curtas e limpas contribuem para a relação de confiança com os clientes. Um esmalte claro e uma maquiagem leve também favorecem o conjunto, passando a imagem de alguém plenamente apto a cuidar da sua depilação.

Além da aparência, a postura profissional é de importância fundamental no trato com o cliente, principalmente nos espaços de depilação, em que se lida com a intimidade das pessoas. Uma boa prática é procurar manter o contato visual. Esse simples cuidado faz com que o cliente perceba que o profissional está de fato atento e que leva a sério suas necessidades.

O sorriso é outra ação simples que inspira confiança e expressa, para o cliente, que você tem satisfação em atendê-lo.

Quanto à linguagem, quanto mais clara e objetiva, melhor.

ÉTICA COM O CLIENTE E NAS RELAÇÕES DO TRABALHO

Quando falamos em ética, logo pensamos em um conjunto de normas que estabelecem a prática profissional. Essas normas, quando seguidas, contribuem para vivermos melhor em sociedade. Muitas vezes, no dia a dia, passamos por momentos nos quais devemos tomar decisões, e as escolhas feitas devem levar em consideração valores que contribuam para o coletivo, como justiça, respeito e dignidade.

No nosso trabalho, o respeito pelo cliente deve estar sempre em primeiro lugar, especialmente em relação às diferenças. Devemos rejeitar qualquer tipo de preconceito, respeitando as diferenças sociais, culturais e étnicas, partindo sempre do princípio de que escolhemos uma profissão na qual o maior prazer é o cuidado que devemos ter com o outro – no caso, o nosso cliente. Outras palavras-chave que também integram o nosso dia a dia são eficiência, justiça, responsabilidade, confiança e honestidade.

Profissionais que prezam a ética sabem lidar muito bem com outras pessoas, e isso se torna cada vez mais simples quando atuamos como cidadãos cientes de nossos direitos e deveres. Reconhecer as diferenças nas diversas situações do dia a dia e usar o diálogo como principal instrumento de comunicação são premissas fundamentais para o sucesso profissional.

LIMITES

No exercício da depilação é preciso tocar o cliente, e durante todo o procedimento precisamos sempre levar em conta que cada pessoa tem seus próprios limites em relação ao corpo. Isso quer dizer que é imprescindível pedir permissão para fazer este ou aquele toque, explicando o trabalho que está sendo realizado.

Os limites de cada um também estão presentes nas conversas. Por isso, no que diz respeito à vida pessoal dos clientes, todo cuidado é pouco. Não podemos invadir esse espaço, pois não faz parte de uma conduta profissional adequada o envolvimento com assuntos privados das pessoas que atendemos. Mas, claro, é possível ser um bom ouvinte. Esses cuidados contribuem muito para um serviço de qualidade, que, oferecido a um preço justo, garante a saúde, a satisfação e a fidelização dos clientes.

Os serviços de depilação são oferecidos normalmente em ambientes onde trabalham outras profissionais. Como todo espaço coletivo de trabalho, é importante ouvir e respeitar as opiniões das colegas e compartilhar ideias. Para que um estabelecimento prospere com harmonia, além das técnicas de depilação bem aplicadas, é necessário haver disciplina, espírito de equipe e comprometimento. O ambiente de trabalho deve ser composto por uma equipe na qual um sempre está disposto a colaborar com o outro, evitando críticas que não sejam construtivas e respeitando o espaço e a privacidade do colega.

CUIDADO COM A FOFOCA

Palavras maledicentes e fofoca devem estar na lista de proibições do ambiente de trabalho, para evitar discórdias. Afinal, como o escritor irlandês George Bernard Shaw disse lá nos idos do século XIX, "as coisas que as pessoas mais querem saber nunca são da conta dela".

CAPÍTULO 3

Seu espaço de trabalho

Muitos profissionais da nossa área perguntam: saúde e beleza ou beleza e saúde? Não importa a ordem; acontece que a cada dia são publicados artigos e entrevistas com especialistas que comprovam que esses dois termos caminham juntos e que não dá para pensar em beleza deixando a saúde de lado. Por isso, conforme cresce a busca por um corpo "lisinho", também deve aumentar a atenção aos procedimentos realizados em espaços que ofereçam os serviços de depilação. Os clientes sabem da importância desses cuidados e, por isso, vêm aumentando seu grau de exigência quando escolhem os serviços. Para atender a essa necessidade, a palavra-chave é higiene. Quanto mais, melhor.

Temos de ter em mente o seguinte: os procedimentos depilatórios exigem contato direto com a pele. → Com a extração dos pelos, retiramos parte da proteção da pele. → A pele menos protegida fica mais exposta a infecções e contaminações. Solução? HIGIENE. É melhor não só para o cliente mas para você mesmo.

Como eventuais sangramentos podem ocorrer, é possível até a transmissão de hepatites B e C, herpes simples, gripe e outras viroses. O contato com agentes infecciosos pode estar por toda parte, desde a superfície dos móveis até a cera depilatória. Os procedimentos para minimizar ou até eliminar esses agentes formam o que chamamos de biossegurança. Essas práticas têm a finalidade de proteger a saúde do cliente e do profissional. São tão importantes que fazem parte do Código de Defesa do Consumidor, em seu art. 6º: "São direitos básicos do consumidor: I – a proteção da vida, saúde e segurança contra os riscos provocados por práticas no fornecimento de produtos e serviços considerados perigosos ou nocivos".

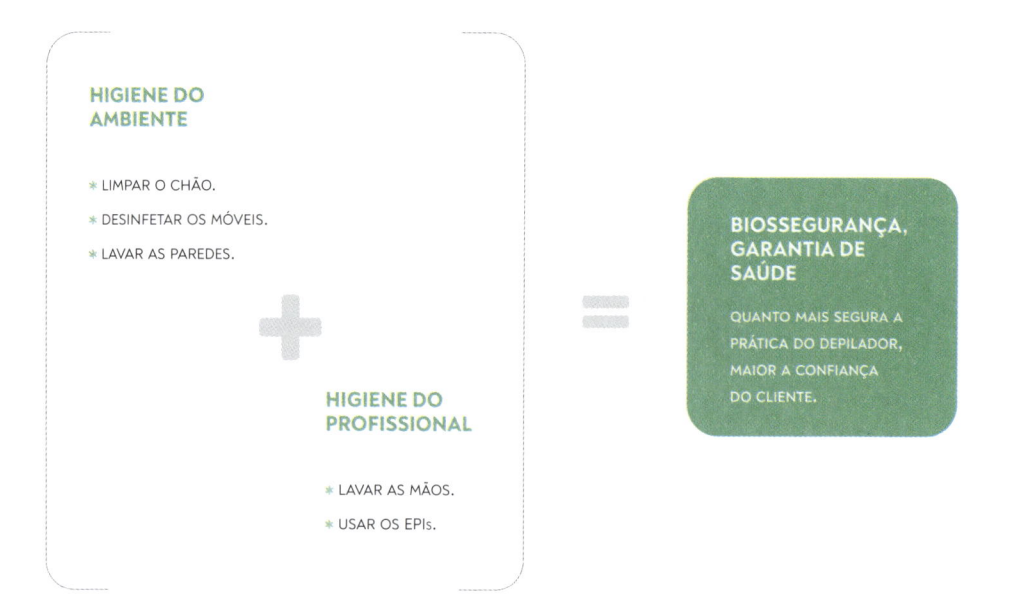

HIGIENE DO AMBIENTE

* LIMPAR O CHÃO.
* DESINFETAR OS MÓVEIS.
* LAVAR AS PAREDES.

HIGIENE DO PROFISSIONAL

* LAVAR AS MÃOS.
* USAR OS EPIs.

BIOSSEGURANÇA, GARANTIA DE SAÚDE

QUANTO MAIS SEGURA A PRÁTICA DO DEPILADOR, MAIOR A CONFIANÇA DO CLIENTE.

ORGANIZAÇÃO E MANUTENÇÃO DO AMBIENTE

Passamos a maior parte do nosso tempo no trabalho. Cuidar desse local é sinal de respeito para com os clientes e com nós mesmos. Um espaço de depilação profissional requer uma limpeza diferente da que é feita em casa, e a organização do ambiente precisa atentar a pontos fundamentais:

* iluminação e ventilação adequada para as atividades e para garantir a qualidade dos equipamentos e produtos. Falando em produtos, todos eles precisam atender às normas da Vigilância Sanitária sobre o registro no Ministério da Saúde e estar dentro do prazo de validade;
* cabines individuais para o atendimento aos clientes;
* instalações sanitárias de fácil acesso ao depilador;
* acomodação confortável para os clientes enquanto aguardam.

Os equipamentos, instrumentos e materiais necessários são:

* ceras quentes (tradicionais, de baixa fusão e hidrossolúveis);
* refis de cera *roll-on*;
* TNT (para depilação *roll-on*);
* termocera, que é o aparelho utilizado para aquecer a cera (pelo menos, duas termoceras);
* protetores de termocera (pedaços de celofane vendidos em pacotes);
* aparelho para aquecimento de cera *roll-on*. Normalmente, usamos um refil de cera para cada par de pernas, mas não é uma regra, pois algumas pessoas têm mais pelos e extensão maior de pernas, então a

recomendação é ter sempre dois aparelhos para aquecimento da cera *roll-on*;

* autoclave (equipamento para esterilização);
* espátulas de madeira (tipo abaixador de língua) descartáveis;
* pinças de diversos tamanhos (descartáveis e/ou de metal esterilizável);
* linha Glacê 30 100% algodão (para depilação com esse método);
* lençóis descartáveis;
* loções pré-depilatórias (higienizantes);
* óleo removedor de cera;
* gel pós-depilatório (calmante e regenerador da pele);
* loção e/ou creme pós-depilatórios (calmantes e regeneradores da pele);
* luvas descartáveis;
* máscaras simples;
* protetor facial acrílico (*face shield*);
* toucas descartáveis;
* propés (protetores descartáveis para os pés);
* jalecos brancos;
* jalecos descartáveis;
* óculos de proteção;
* lenços de papel;
* papéis-toalha;
* algodão;
* sacos de lixo;
* álcool 70%.
* toalhas de banho brancas (para cobrir o cliente).

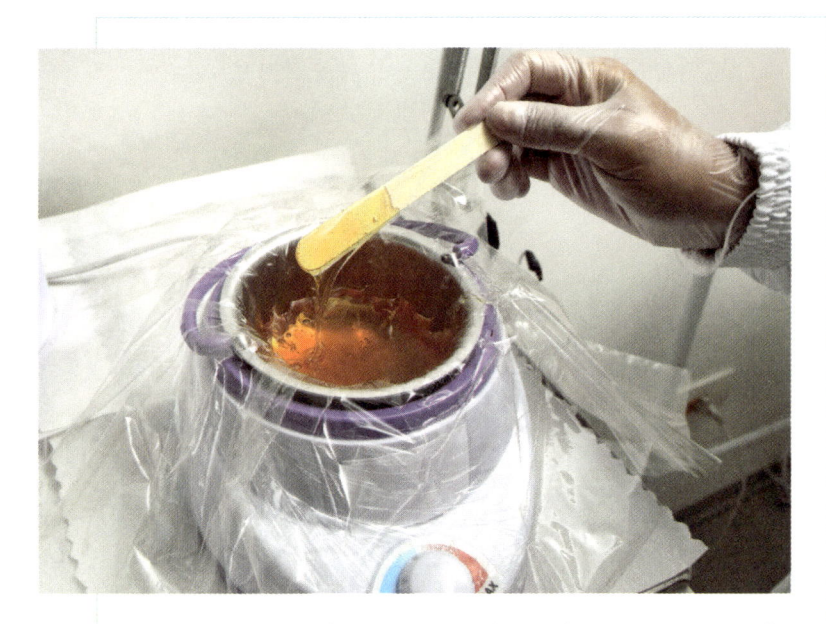

O protetor de celofane é colocado dentro da termocera, o aparelho que derrete a cera (esta aqui é a tradicional de mel). Quando a cera termina, basta retirar o protetor usado e jogá-lo no lixo. A espátula ideal, mostrada na foto, é a do tipo abaixador de língua.

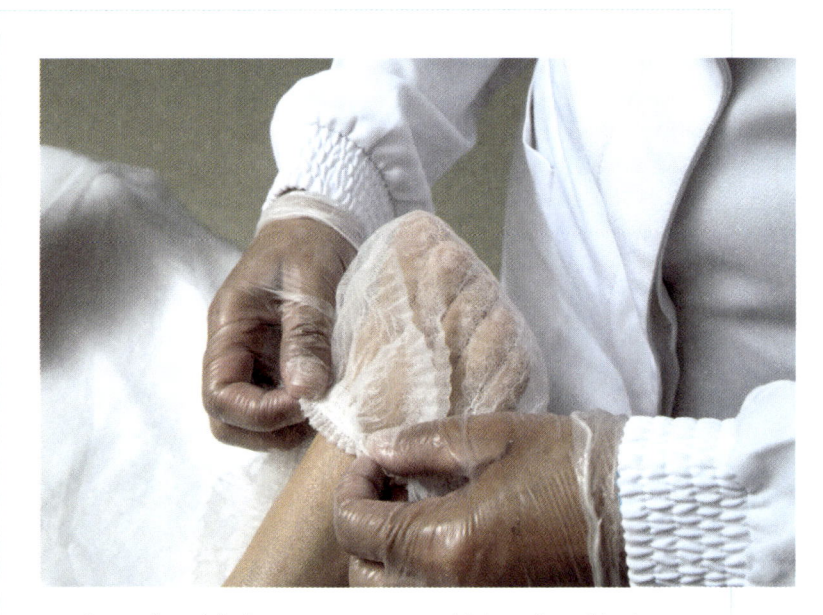

O propé contribui para a segurança e a higiene do ambiente.

Quem trabalha em casa, de forma autônoma, deve montar um espaço nos mesmos moldes, que alie higiene, privacidade e bem-estar.

Para quem vai iniciar, o estoque inicial mínimo deve contar com:

* aproximadamente 5 kg de cera quente;
* aproximadamente 4 pacotes de protetor de termocera;
* 10 refis de cera *roll-on*;
* 2 rolos de 50 m de TNT para o *roll-on*;
* 3 rolos de lençol descartável;
* 3 carretéis com 150 m de linha própria para depilação;
* 5 toalhas de banho brancas (para cobrir o cliente);
* 2 caixas com 100 unidades de luva descartável;
* 2 caixas com 50 unidades de máscara simples;
* 4 protetores faciais acrílicos;
* 1 caixa com 100 unidades de touca descartável;
* 1 pacote com propés descartáveis;
* 3 jalecos brancos;
* 3 pacotes de jalecos descartáveis.[1]

Ainda em relação às ceras, temos diversos tipos (ver página 90). Cabe ao profissional verificar quais são as da sua preferência e, após o início do trabalho, ir abastecendo seu estoque conforme as necessidades de cada tipo de pele e de pelos dos clientes.

---

[1] Com a pandemia de Covid-19, a orientação passou a ser a de trocar o jaleco de tecido a cada atendimento. Assim, o que os profissionais têm feito e está autorizado pela Anvisa é usar o jaleco descartável por cima do de tecido e jogar fora o descartável depois de cada atendimento.

COMPRA DOS MATERIAIS

Esses materiais podem ser comprados em perfumarias ou distribuidoras. As grandes perfumarias costumam ter preços melhores. Existe também a facilidade de adquirir de lojas virtuais, que muitas vezes oferecem excelentes condições. Nesse caso, devemos ficar de olho no frete – se este for muito alto, acabará não compensando, mesmo se os produtos e descartáveis estiverem com preços mais baixos. Vale lembrar que todos os valores gastos em insumos devem ser incluídos nos valores cobrados pelos serviços.

Todos os materiais – produtos cosméticos, de limpeza ou descartáveis – devem ter prazo de validade legível e registro na Agência Nacional de Vigilância Sanitária (Anvisa). Esse cuidado garante a qualidade no atendimento e a atenção necessária à saúde do profissional e do cliente.

Anos atrás, existiam alguns endereços que eram conhecidos por concentrar as maiores perfumarias (um exemplo é o bairro da Liberdade, em São Paulo). Atualmente, além desses pontos mais tradicionais temos grandes lojas em diversas localidades, mesmo aquelas mais afastadas do centro das capitais. Trabalhando no setor industrial de produtos cosméticos, posso afirmar que em todas as regiões do país temos lojas que atendem ao profissional depilador.

LIMPO, ORGANIZADO E SEGURO

PAREDE

Deve ser pintada com tinta lavável ou revestida de material liso, impermeável e lavável. Não pode apresentar rachaduras, fendas, infiltrações... Lave com água e sabão uma vez por semana.

CHÃO

O mais recomendado é o "piso frio", liso, impermeável e lavável. E precisa ser mantido seco, para evitar acidentes. Na hora da limpeza, varra sempre no mesmo sentido. Depois de varrê-lo, passe pano úmido e desinfetante. Uma vez por semana, lave o piso com água e sabão (finalize a lavagem com desinfetante).

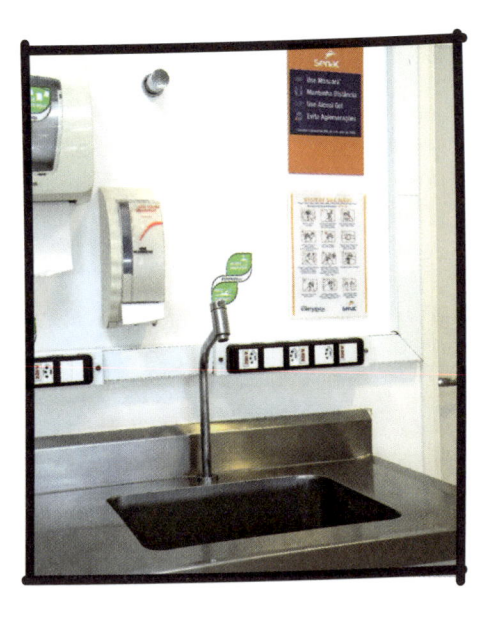

LAVATÓRIO OU PIA

Uma pia no espaço ou bem próximo a ele é fundamental para a higienização de mãos e materiais. Deve ser usado, de preferência, dispensador de sabonete líquido.

MOBILIÁRIO

Os móveis que acomodam instrumentos, materiais e produtos devem ser revestidos de material liso, íntegro (ou seja, sem fendas e falhas), lavável e impermeável. Limpe com produtos apropriados, como álcool 70%, a cada atendimento. O mesmo cuidado deve ser dispensado a peças de mobiliário utilizadas para acomodar as roupas do cliente durante a depilação.

MACA

O móvel em que o cliente se acomoda pode ser encontrado em diferentes versões:

→ fixa, com estrutura de aço pintado, revestimento de curvim e dimensões de 1,65 m de comprimento, 0,52 m de largura e 0,80 m de altura;

→ dobrável, com 1,85 m de comprimento, 0,58 m de largura e 0,84 m de altura. Pesa 13 kg e suporta 150 kg.

Higienize a maca antes de cada atendimento com álcool 70% e, em seguida, cubra-a com lençol de papel ou de TNT, ambos descartáveis.

POTES E RECIPIENTES

Armazenam os diferentes materiais e instrumentos, contribuindo para a organização, a praticidade e a higiene. Mantenha-os fechados/tampados, para evitar contaminação. Limpe-os com álcool 70% a cada atendimento e, periodicamente, lave-os com água e sabão.

CARRINHO AUXILIAR

Serve de base para acomodar instrumentos, materiais e produtos enquanto a depilação é feita. Limpe-o com álcool 70% a cada atendimento.

CESTO DE LIXO

Mantenha uma lixeira com saco plástico dentro, tampa e pedal para deixar o atendimento mais prático. Para remover o lixo, descarte o saco com o acúmulo e coloque outro vazio, limpo. No fim do dia, lave o cesto com água e sabão e passe desinfetante.

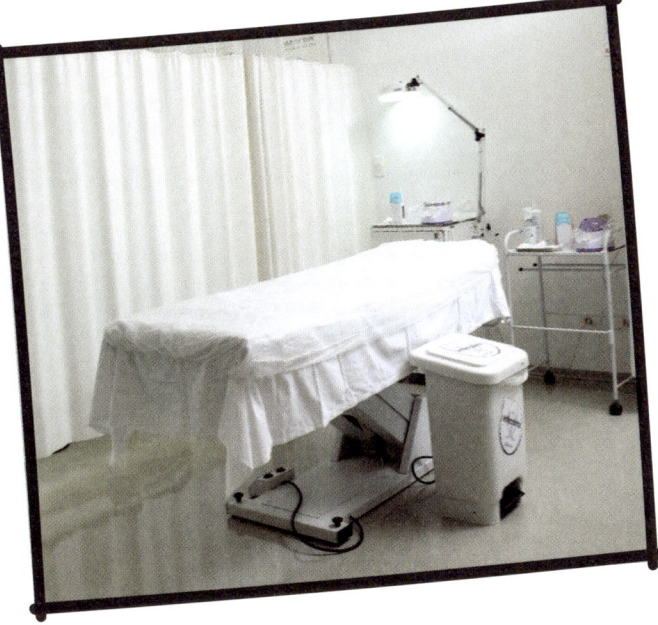

EQUIPAMENTOS DE PROTEÇÃO INDIVIDUAL

Os equipamentos de proteção individual (EPIs) evitam o contato com micro-organismos provenientes do cliente (e vice-versa), prevenindo infecções por vírus e bactérias.

Use os EPIs não só durante o procedimento mas, também, na higienização dos materiais.

A Norma Regulamentadora (NR) nº 6 do Ministério do Trabalho destaca a responsabilidade tanto do empregador como do empregado com relação a esses equipamentos.

EQUIPAMENTOS DE PROTEÇÃO INDIVIDUAL (SEGUNDO A NR 6)

RESPONSABILIDADES DO EMPREGADOR	RESPONSABILIDADES DO EMPREGADO
Adquirir o equipamento adequado ao risco de cada atividade.	Usar os EPIs.
Exigir seu uso.	Utilizar o EPI apenas para a finalidade à qual é destinado.
Fornecer ao trabalhador somente material aprovado pelo órgão nacional competente em matéria de segurança e saúde no trabalho.	Cumprir as determinações do empregador sobre o uso adequado.
Orientar e treinar o trabalhador sobre o uso adequado.	Guardar os EPIs em locais limpos e higienizados e mantê-los em suas embalagens originais íntegras e fechadas. Caso os fracione, manter os EPIs em potes ou embalagens higienizadas.
Guardar e conservar os EPIs em locais limpos e higienizados e mantê-los em suas embalagens de origem íntegras e fechadas.	Comunicar ao empregador qualquer alteração que torne o EPI impróprio para uso.
Substituir imediatamente o equipamento quando danificado ou extraviado.	
Higienizar e realizar a manutenção periódica.	

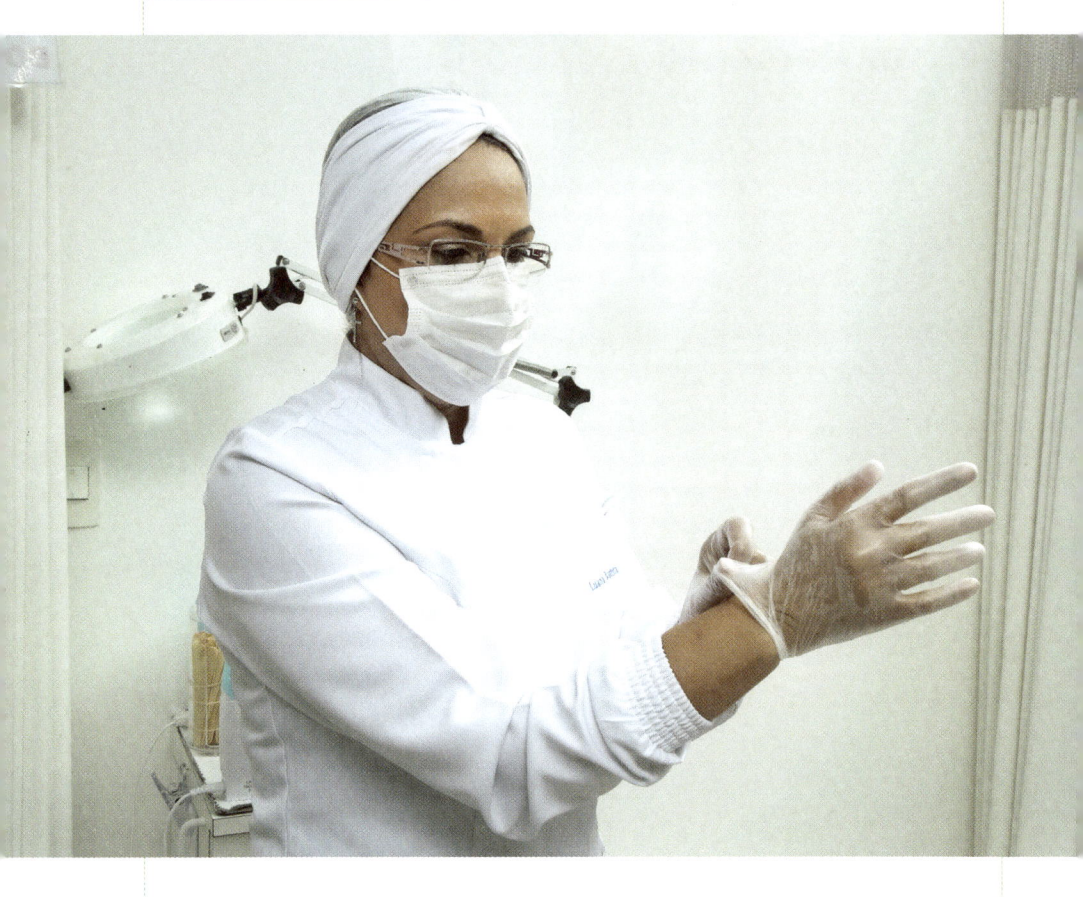

As **luvas** evitam o contato com sangue e secreções. Devem ser usadas pelo profissional em todos os procedimentos, pois cada pele é diferente e pode ocorrer sangramento em qualquer parte do corpo a ser depilada. Também deve ser utilizada na higienização de produtos e materiais.

A **máscara** protege as vias respiratórias, evitando a transmissão de vírus e bactérias. Deve ser usada em todos os atendimentos e na higienização de produtos e materiais.

A **touca** protege contra a queda de cabelo. O couro cabeludo contém bactérias que podem entrar em contato com os produtos a serem utilizados ou até mesmo com a pele. Deve ser usada em todos os atendimentos e nos procedimentos de higienização.

O **jaleco** serve como uma "barreira". Protege o cliente, pois a roupa do profissional pode conter micro-organismos, e protege também o profissional do contato com eventuais sangue e secreções do cliente. Deve ser utilizado nos atendimentos e na higienização de materiais e produtos.

Os **óculos** devem ser utilizados nos procedimentos de lavagem de materiais e instrumentos de trabalho. Use também na manipulação de produtos químicos.

HIGIENE DOS INSTRUMENTOS DE TRABALHO

Nossos instrumentos de trabalho em sua maioria são descartáveis, mas devemos nos atentar para os itens que não são, como alguns tipos de pinça.

De acordo com o *Manual de orientação para instalação e funcionamento de institutos de beleza sem responsabilidade médica*, da Vigilância Sanitária do Estado de São Paulo, os instrumentos de trabalho são classificados como críticos e não críticos.

* **Instrumentos não críticos.** São os que não entram em contato direto com a pele não íntegra, como mucosas e sangue. Esses materiais devem ser lavados com água e sabão e desinfetados a cada atendimento.

* **Instrumentos críticos.** São perfurocortantes que podem ter contato direto com a penetração da pele e de mucosas e, consequentemente, com o sangue. Esses materiais precisam passar pelo processo de esterilização. A pinça de sobrancelha, por exemplo, deve ser esterilizada a cada atendimento.

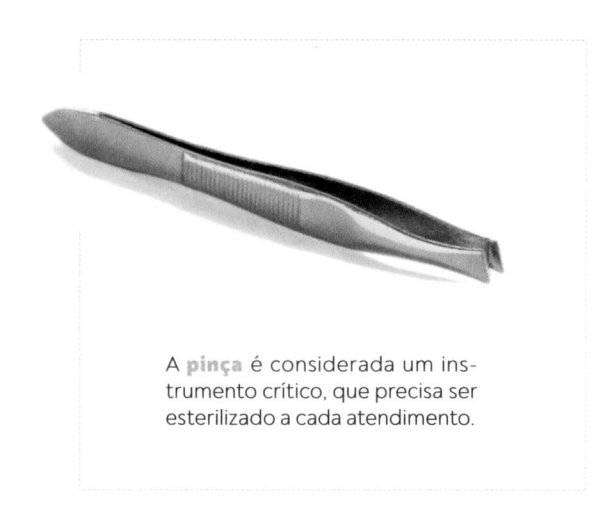

A **pinça** é considerada um instrumento crítico, que precisa ser esterilizado a cada atendimento.

HIGIENIZE OS UTENSÍLIOS NA ORDEM CORRETA PARA EVITAR CONTAMINAÇÕES

1 Limpar.

2 Enxaguar.

3 Secar.

4 Desinfetar ou esterilizar (dependendo do tipo do utensílio).

5 Armazenar.

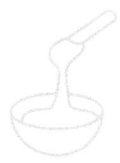

DESINFECÇÃO E ESTERILIZAÇÃO

Desinfecção e esterilização, embora tenham o mesmo objetivo (eliminar micro-organismos capazes de provocar doenças), são processos diferentes.

A desinfecção elimina micro-organismos patogênicos (causadores de doenças), com exceção dos esporos (tipo de bactérias), que são os mais resistentes. A desinfecção indicada para os espaços de depilação é a de médio nível. Pode obedecer à seguinte orientação: após lavar e secar o material com água e sabão o material utilizado, deixá-lo mergulhado por 30 minutos em álcool 70%.

Lembrando que esse procedimento é indicado para materiais que não entram em contato direto com a pele não íntegra, sangue ou mucosa. Como exemplo, temos a pinça descartável, que, mesmo na embalagem, não é estéril.

A esterilização consiste no processo de eliminação de todas as formas de vida dos micro-organismos patogênicos, incluindo os esporos, que são os mais resistentes. É indicada para todos os materiais não descartáveis que entram em contato com a pele não íntegra, mucosa e sangue.

Após lavar os instrumentos com água e sabão e secá-los, é preciso empacotá-los em envelopes de grau cirúrgico, próprios para autoclave (equipamento de esterilização). Esse é considerado o processo de esterilização mais seguro.

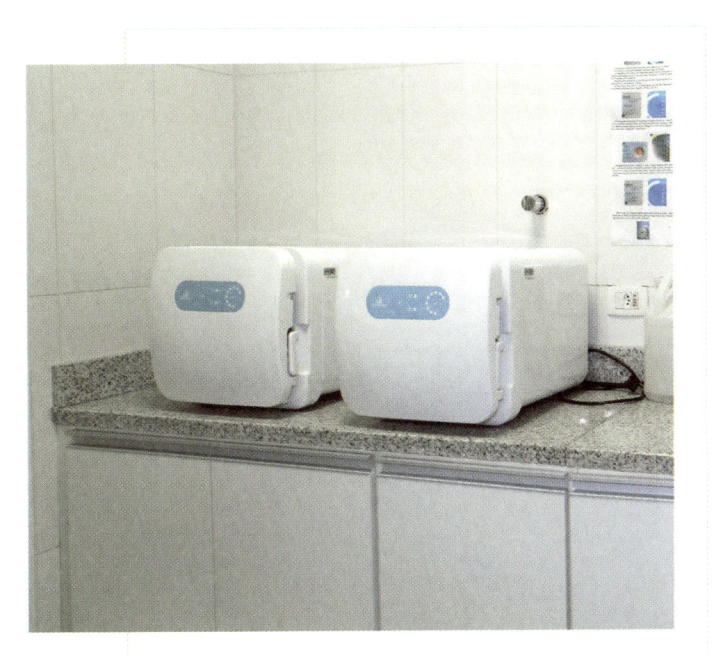

Na **autoclave**, a esterilização ocorre em um processo à base de calor úmido sob pressão. Todas as formas de vida dos micro-organismos são destruídas em temperaturas entre 121 °C e 134 °C.

PREPARAÇÃO DA AUTOCLAVE E MONITORAMENTO

Existem diversos modelos de autoclave. Cada um é acompanhado por instruções do fabricante, que devem ser seguidas à risca. Para garantir que a operação seja segura, realize um monitoramento dos ciclos de esterilização utilizando testes de indicador químico e biológico. As orientações para fazer esse teste são disponibilizadas no manual do produto.

O teste de integração química monitora parâmetros que podem afetar a esterilização, como penetração da pressão, temperatura, vapor e evacuação de ar. Deve ser realizado a cada ciclo.

O teste biológico é feito com ampolas que contêm esporos bacterianos específicos para cada processo de esterilização. Deve ser realizado semanalmente.

Seguir todas as orientações do fabricante garante que o vapor irá penetrar em todas as regiões do pacote adequadamente, eliminando os micro-organismos. Mas as instruções básicas são as descritas a seguir.

* Disponha os pacotes de modo vertical (em pé), utilizando até 80% do total da câmara.
* Anote os testes químicos no caderno de controle de autoclave.
* Após a esterilização, armazene os materiais em local limpo e seco e identifique o prazo de validade da esterilização. (Para saber o prazo certo de validade, consulte a Vigilância Sanitária local. Em geral, são sete dias.)

1 MINUTO PARA AS MÃOS

Lavar as mãos, essa atitude tão simples, é extremamente eficaz para prevenir contaminações e nos livrar de uma série de doenças. Mesmo nossas mães nos avisando para lavar as mãos desde pequenos, muitos ainda se esquecem dessa ação tão rotineira. O médico e escritor Drauzio Varella chegou a dedicar um artigo em seu site chamando a atenção para esse assunto: "É possível que sejamos tão renitentes em lavar as mãos porque vírus, fungos e bactérias são seres tão minúsculos que, no fundo, não acreditamos na existência deles. Fica um pouco chato, entretanto, manter essa descrença mais de trezentos anos depois da descoberta do microscópio". Pense nisso.

Se no dia a dia de qualquer pessoa lavar as mãos deve ser uma ação corriqueira, no ambiente de trabalho de profissionais da saúde e da beleza esse cuidado deve ser redobrado.

Depiladores precisam higienizar as mãos antes e depois de um atendimento. Essa é uma das ações mais importantes na prevenção e no controle de infecções. Também previne as contaminações cruzadas, ou seja, as que podem passar para um ou mais clientes.

Existem micro-organismos na pele que são removidos com facilidade quando as lavamos, porque estão na camada mais superficial da pele. Esse tipo de micro-organismo é chamado de microbiota transitória. Mas existem outros mais persistentes, chamados de microbiota residente. Para remover esses mais difíceis, é preciso fazer uma fricção rigorosa durante a lavagem das mãos.

Esse assunto é tema da Portaria nº 2.616/1998 do Ministério da Saúde e da RDC nº 50/2002 da Agência Nacional de Vigilância Sanitária (Anvisa). A portaria foca o controle das infecções. A RDC, que regula os projetos físicos de estabelecimentos assistenciais de saúde, destaca a necessidade de lavatórios ou pias para a higienização das mãos nos espaços de atendimento.

Lavar as mãos da maneira correta para remover sujeiras e micro-organismos presentes na camada superficial da pele dura de 40 a 60 segundos. Ou seja, em no máximo 1 minuto de atenção de cuidado com as mãos podemos evitar muitos problemas. Bastam apenas água, sabão e esfregação.

1 MOLHE AS MÃOS EM ÁGUA CORRENTE, TOMANDO CUIDADO PARA NÃO ENCOSTAR NA PIA.

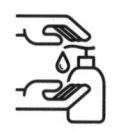

2 APÓS COLOCAR O SABÃO (LÍQUIDO, DE PREFERÊNCIA) NA PALMA DE UMA DAS MÃOS, ESPALHE-O ATÉ COBRIR TODA A SUPERFÍCIE.

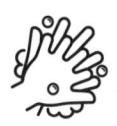

3 ESFREGUE AS MÃOS, UMA DE CADA VEZ, FRICCIONANDO ENTRE OS DEDOS.

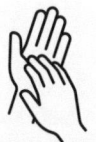

4 ESFREGUE A PARTE SUPERIOR DOS DEDOS DE UMA DAS MÃOS COM A PALMA DA OUTRA, E VICE-VERSA, EM MOVIMENTOS DE VAI E VEM.

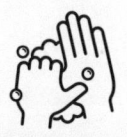

5 ESFREGUE A PARTE SUPERIOR DOS DEDOS DE UMA DAS MÃOS COM A PALMA DA OUTRA, E VICE-VERSA, EM MOVIMENTOS DE VAI E VEM.

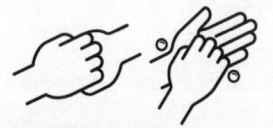

6 FRICCIONE AS POLPAS DIGITAIS, OU SEJA, AS PONTAS DOS DEDOS. AS UNHAS DE UMA DAS MÃOS PODEM SER ESFREGADAS NA PALMA DA OUTRA MÃO

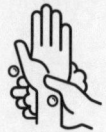

7 LAVE TAMBÉM OS PULSOS, EM MOVIMENTOS CIRCULARES.

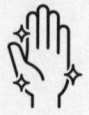

8 ENXAGUE RETIRANDO TODO O SABÃO, NO SENTIDO DOS DEDOS PARA OS PUNHOS (ASSIM NÃO FICAM RESÍDUOS NAS UNHAS E SALIÊNCIAS DAS MÃOS), E EVITANDO CONTATO COM A TORNEIRA.

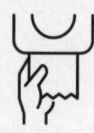

9 SEQUE AS MÃOS E OS PUNHOS COM PAPEL-TOALHA. DESCARTE O PAPEL USADO NO LIXO COMUM. SE FOR INICIAR UM PROCEDIMENTO, APÓS LAVAR AS MÃOS COLOQUE AS LUVAS.

HIGIENIZE AS MÃOS ANTES E DEPOIS DOS PROCEDIMENTOS

1 Lave conforme o esquema acima.

2 Calce as luvas.

3 Faça o procedimento.

4 Retire as luvas e as descarte no lixo comum.

5 Lave as mãos novamente.

Não lave as mãos com as luvas, porque alguns micro-organismos podem ficar aderidos à borracha. Jogue as luvas fora, higienize as mãos e preserve a sua saúde (e a do cliente).

Por fim, mantenha as unhas sempre curtas e limpas. Evite usar anéis, pulseiras e relógios no momento da higienização das mãos e durante os atendimentos.

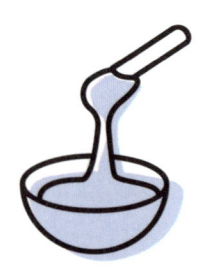

CAPÍTULO 4

A pele e o pelo

Conhecer um pouco da estrutura da pele e dos pelos é fundamental para o bom trabalho do depilador. Afinal, a profissão exige o uso de técnicas e de produtos que agem diretamente nessas partes do corpo. Este capítulo traz noções básicas da pele e do pelo e explica as principais alterações que os atingem. Dessa forma, espera-se que o profissional possa ter a melhor conduta caso um cliente apresente problemas de pele ou nos pelos.

ENTENDENDO A PELE

Um órgão do tamanho da gente. Sim, a pele é um órgão, considerado o maior do corpo humano. Ela nos protege de agressões externas, por isso também pode ser chamada de capa de proteção ou manto protetor, segundo a Sociedade Brasileira de Dermatologia (SBD). Proteção contra o quê? Fungos, bactérias e outros micro-organismos, produtos químicos e agressões por fatores físicos e até ambientais (por exemplo, o sol).

A pele também avisa quando nossa saúde está em perigo. São diversos os sinais: em caso de inflamação ou infecção, por exemplo, é pela febre que identificamos que algo não está bem em nosso corpo; problemas no fígado deixam a pele amarelada; uma queda na pressão arterial nos deixa pálidos. Além da função protetora, a pele é responsável pelo tato, que nos permite sentir calor, frio, dor e toque.

Ela apresenta espessura de 1,5 mm a 4 mm, e seu peso se situa entre 2 kg e 4 kg. É composta por água, sais minerais, lipídios e glicídios. A maior porção é a água (que corresponde a cerca de 70%).

Nesse imenso órgão que é a pele, temos diferentes células e estruturas trabalhando de forma organizada, para um funcionamento perfeito. A melanina, por exemplo, produzida pelos melanócitos – células responsáveis pela pigmentação da pele –, protege contra os raios ultravioleta. A produção de sebo pelas glândulas sebáceas garante a hidratação da pele, impedindo a perda de água e formando uma barreira contra micro-organismos. A queratina também forma uma proteção. E o suor das glândulas sudoríparas trabalha na hidratação e regula a temperatura do corpo.

CAMADAS DA PELE

A pele é composta por três camadas: epiderme (a superficial), derme (a intermediária) e hipoderme (a mais profunda). Todas elas são importantes para o nosso corpo e possuem características e funções diferentes.

Epiderme:
IMPERMEÁVEL E COMPOSTA POR DOIS TIPOS DE CÉLULAS — AS EPITELIAIS (REVESTIMENTO) E OS QUERATINÓCITOS, QUE PRODUZEM A QUERATINA (PROTEÇÃO). A EPIDERME NÃO TEM VASOS. VASOS SÃO "TUBOS" PELOS QUAIS PODEM PASSAR SANGUE (VASOS SANGUÍNEOS) OU LINFA (SÃO OS VASOS LINFÁTICOS; A LINFA É UM LÍQUIDO ASSOCIADO À DEFESA DO ORGANISMO).

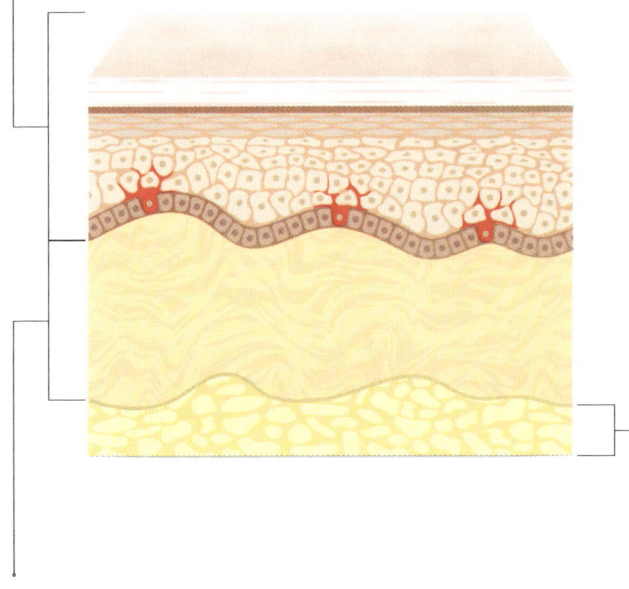

Derme:
CONTÉM VASOS SANGUÍNEOS E LINFÁTICOS. AQUI SE LOCALIZAM O COLÁGENO E A ELASTINA, QUE SÃO PROTEÍNAS EM FORMA DE FIOS. ESSES FIOS FORMAM UMA REDE DE SUSTENTAÇÃO E ELASTICIDADE. CONFORME ENVELHECEMOS, ESSA REDE SE TORNA MAIS FRÁGIL, E A PELE PERDE FIRMEZA. TAMBÉM NA DERME ENCONTRAMOS O FOLÍCULO PILOSO (EM QUE OCORRE A FORMAÇÃO DO PELO) E GLÂNDULAS SEBÁCEAS E SUDORÍPARAS, ALÉM DE TERMINAÇÕES NERVOSAS RESPONSÁVEIS POR SENSAÇÕES COMO PRESSÃO, DOR, FRIO E CALOR.

Hipoderme:
TAMBÉM CHAMADA DE TECIDO SUBCUTÂNEO, UNE A PELE AOS MÚSCULOS. É FORMADA POR TECIDO GORDUROSO, POR ISSO PROTEGE O CORPO DO FRIO.

ENTENDENDO OS PELOS

O pelo é uma estrutura em forma de fio produzida no folículo piloso. Os pelos recobrem todo o nosso corpo, exceto a palma das mãos e a planta dos pés. Eles controlam a temperatura e fazem uma proteção mecânica, ou seja, proteção contra atritos.

Na derme estão presentes os folículos pilosos, em que ocorre a formação do pelo. O folículo é a parte do pelo que o reveste. Embora os pelos despontem na epiderme, na verdade a maior porção deles está na derme, como é possível ver na figura.

O folículo piloso é acompanhado de uma glândula sebácea correspondente. O tamanho do folículo é inversamente proporcional ao da glândula, ou seja, folículos grandes são acompanhados de glândulas sebáceas pequenas, e vice-versa.

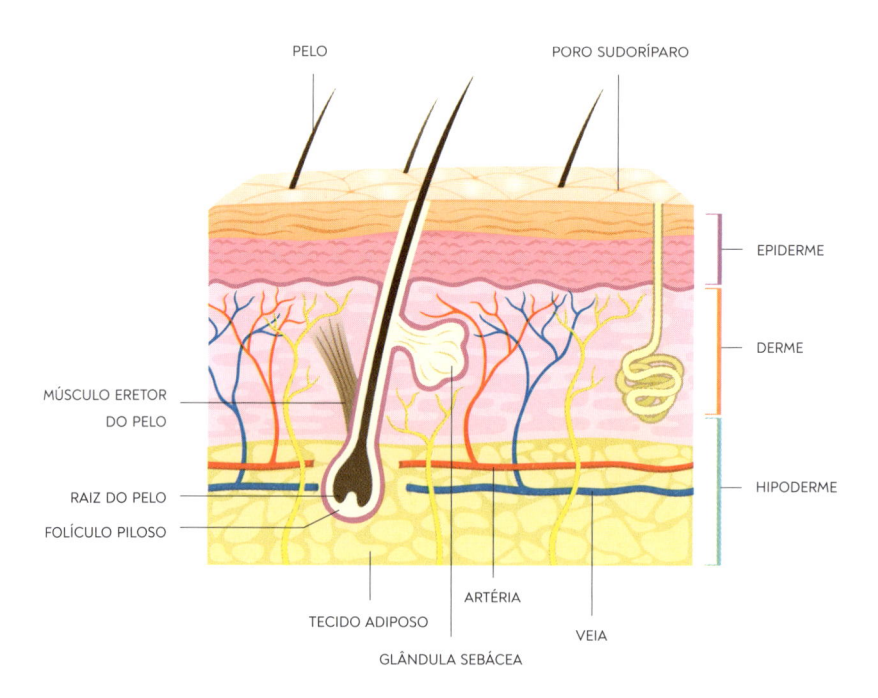

Existem dois tipos de pelo:

* **velus:** é macio, fino (menos de 0,1 mm), curto (menor que 2 cm) e pouco pigmentado. Ele substitui a lanugem (pelo que cobre o feto) após o nascimento do bebê. O velus pode ser encontrado normalmente nas faces das mulheres ou na área de calvície dos homens;
* **terminal:** é mais comprido (mais de 2 cm), mais grosso (até 0,6 mm) e pigmentado. Esses são os pelos geralmente depilados.

Em razão das diferentes concentrações hormonais, homens e mulheres apresentam velus e pelos terminais distribuídos também de forma diferente pelo corpo.

* **Pelos terminais nos homens.** No couro cabeludo, nas sobrancelhas, na barba, na região do tórax, no púbis (subindo até o umbigo), nas axilas, nas pernas.
* **Pelos terminais nas mulheres.** No couro cabeludo, nas sobrancelhas, nas axilas, na região do púbis e, às vezes, nas pernas.

ELES SÃO MILHÕES

Estima-se que haja 5 milhões de folículos pilosos no corpo de um adulto; 1 milhão deles, na cabeça (os nossos cabelos). Na região genital e nas axilas, os folículos têm glândulas sudoríparas, e tanto o pelo como a secreção saem pelo mesmo poro.

PROBLEMAS DE PELE E NOS PELOS

Determinados problemas de pele tornam a depilação não recomendada ou mesmo proibida. De maneira geral, os procedimentos depilatórios devem ser realizados apenas em peles saudáveis. Mesmo que o profissional perca momentaneamente um atendimento por essa razão ou o cliente fique insatisfeito por não receber o serviço desejado, ganhará credibilidade ao demonstrar respeito pela saúde do cliente e consciência sobre a sua área de atuação.

Conhecer alterações de pele e de pelos é um dever profissional, pois dessa forma é possível avaliar, com critérios, as condições do cliente e, quando necessário, orientá-lo para que procure atendimento médico.

A seguir, uma série de afecções que podem ser identificadas pelos profissionais (porém não diagnosticadas; apenas médicos podem fazer diagnósticos).

ALTERAÇÕES RELACIONADAS À PELE

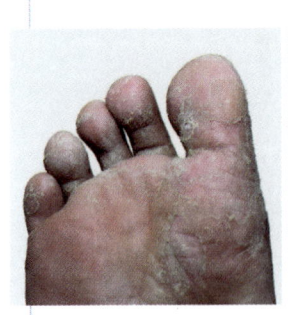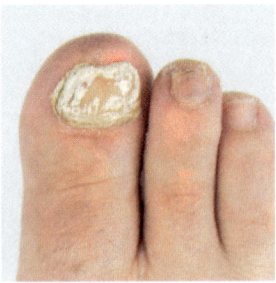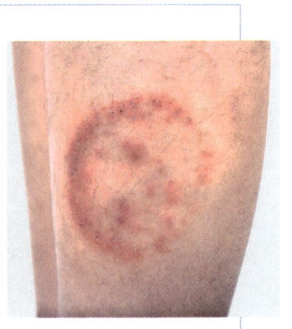

A **dermatofitose** é causada por fungos e contagiosa. Pode aparecer no couro cabeludo, no corpo, nos pés e embaixo das unhas (micose). A que acomete os pés é a mais comum, provocando descamações e coceira. Quando ocorre nas unhas, a micose as deixa amareladas, espessas e esfarelentas. Pode ser chamada de frieira, unheiro e impigem. Na pele, caracteriza-se por lesões avermelhadas. A dermatofitose exige tratamento médico, e não devem ser realizados procedimentos depilatórios.

A **pitiríase versicolor**, mais conhecida como mancha de praia, é uma micose superficial que apresenta cor mais clara que a da pele normal e pode ter descamações. Normalmente, localiza-se nas costas, no rosto, nos braços e no colo. A depilação não deve ser feita.

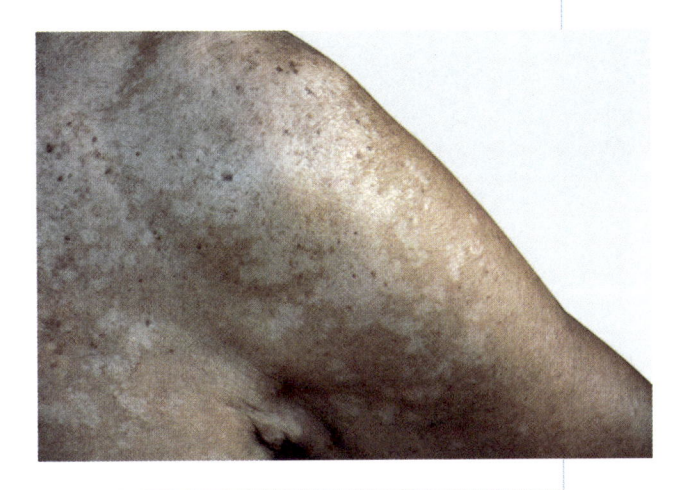

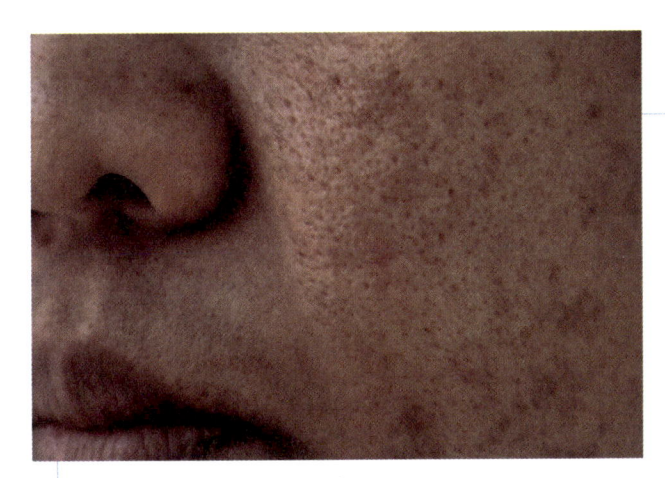

Melasmas são manchas escuras que ocupam normalmente testa, maçãs do rosto e área do buço. São causadas pela exposição solar sem proteção ou por alterações hormonais da gravidez. A pessoa que apresenta melasma pode ser depilada, desde que não esteja fazendo tratamento contra as manchas, principalmente com ácidos, como *peelings*. A exposição solar nesses casos também está totalmente proibida, e isso deve ser enfatizado para o cliente.

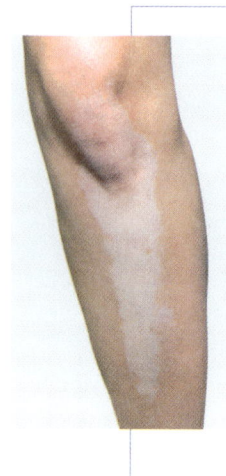

O **vitiligo** caracteriza-se por manchas brancas na pele que podem ocorrer em qualquer fase da vida e em qualquer parte do corpo. É resultado da perda da pigmentação por melanina e pode ser desencadeado por diversos motivos, como reação a certos produtos químicos industriais e estresse. Os pelos localizados nas manchas são geralmente brancos. O vitiligo não é contagioso. A depilação pode ser realizada normalmente, observando a sensibilidade do cliente nas áreas despigmentadas e tomando o devido cuidado com a temperatura da cera.

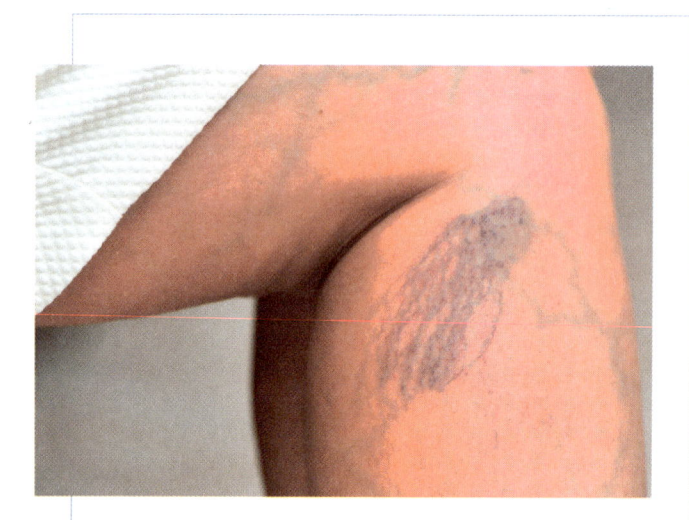

Varizes são dilatações de veias de diversos tamanhos. Estão relacionadas a problemas vasculares hereditários, vida sedentária e gravidez. A depilação pode ser realizada, porém o profissional deve adequar o tipo de procedimento conforme a gravidade do caso. Quando o cliente apresenta varizes com maior dilatação, por exemplo, deve-se orientá-lo a procurar atendimento médico, e a depilação deve ser realizada conforme a orientação médica.

O **herpes** é uma doença causada por vírus e transmitida pelo contato pessoal. Há diversos tipos; o herpes simples (HSV) é o mais comum. Caracteriza-se pelo aparecimento de um grupo de pequenas bolhas com líquido claro, geralmente nos lábios. O herpes genital é uma infecção sexualmente transmissível (IST) de alta prevalência, causada pelo vírus do herpes simples, que provoca lesões na pele e nas mucosas dos órgãos genitais, tanto de homens como de mulheres. O herpes não tem cura, mas pode ser controlado se tratado corretamente pelo médico. A depilação não deve ser realizada enquanto estiver sendo manifestado no cliente.

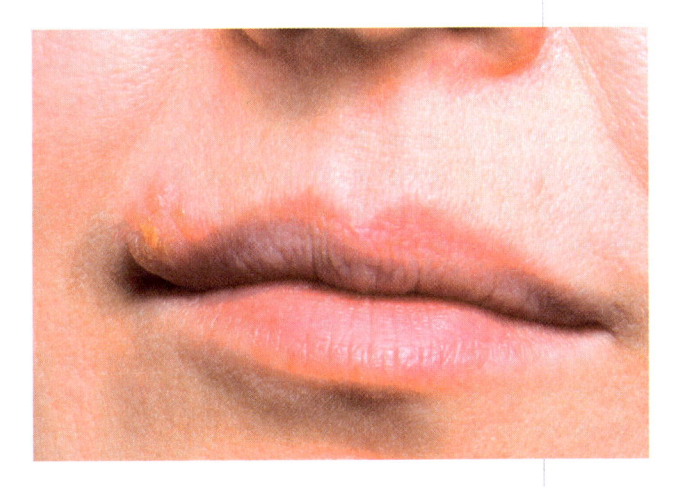

A **psoríase** é uma doença infla-matória da pele, crônica e não contagiosa, ligada a fatores genéticos e outros, como estresse. Caracteriza-se por lesões avermelhadas e desca-mativas, geralmente em placas, no couro cabeludo, nos coto-velos e nos joelhos. Vale aqui a regra de só depilarmos peles saudáveis: se a psoríase estiver controlada, a depilação estará liberada. Mas, se a pele estiver inflamada, o cliente terá que tra-tar as lesões e, só então, realizar procedimentos depilatórios.

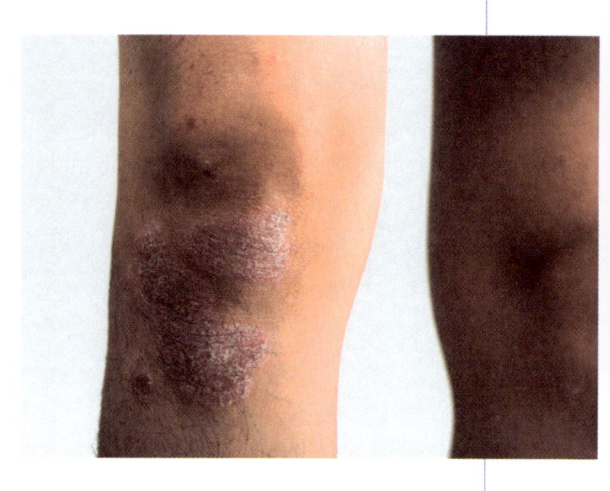

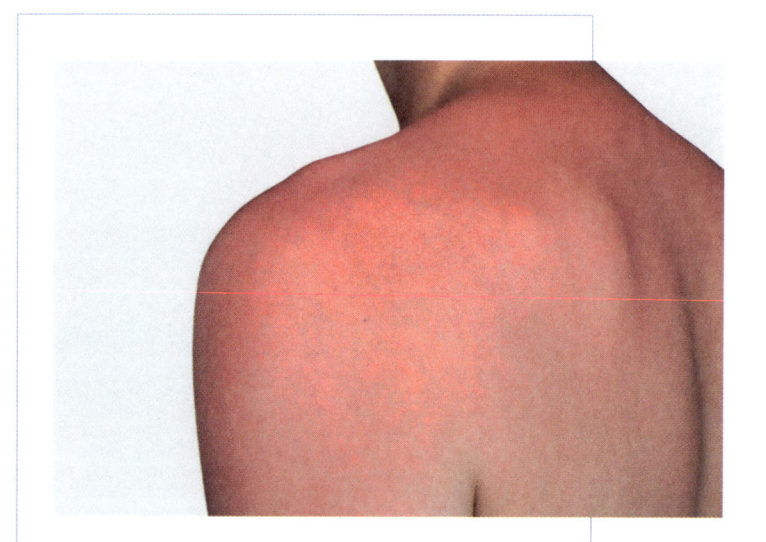

A depilação em peles com lesões e feridas cau-sadas por **queimaduras** está proibida, porque a extração dos pelos deve ser feita apenas em peles íntegras. Áreas sensibilizadas pela exposição excessiva ao sol também não devem ser depiladas.

CÂNCER DE PELE

O câncer de pele é o mais frequente no Brasil e representa 30% de todos os tumores malignos registrados no país, segundo o Instituto Nacional de Câncer José Alencar Gomes da Silva (Inca).

As lesões provocadas por essa doença fazem com que a depilação seja totalmente contraindicada.

O propósito aqui, além de informar sobre a não realização dos procedimentos depilatórios, é apresentar um pouco das características desse câncer, provocado principalmente pela radiação solar, tão comum em nosso país. O depilador é visto pelo cliente como alguém que conhece a pele, de modo que pode fazer desse vínculo de confiança uma maneira de orientar a pessoa sobre a necessidade de se proteger e de alertá-la sobre pintas suspeitas.

Os raios ultravioleta conseguem atingir o núcleo celular e causar mutações, originando o câncer. Ele se desenvolve na epiderme, a primeira camada da pele, mas é capaz de se aprofundar, causar metástase (ou seja, espalhar-se por órgãos e tecidos) e levar à morte.

Como prevenir?

* **Passar protetor solar, sempre.** Não é só na praia ou nos dias de sol (embora nesses casos seja ainda mais necessário), com FPS 30.
* **Usar chapéus e bonés.** Os chapéus protegem o couro cabeludo e outros pontos sensíveis, como nariz, orelhas e nuca. O material deve ser espesso e sem aberturas. Chapéus são mais eficientes do que bonés, pois cobrem uma área maior.

* **Proteger-se com roupas adequadas.** Camisetas de manga longa oferecem maior área de proteção, e algumas contam com produtos contra a radiação. Roupas pretas protegem mais do que as claras. Os tecidos brancos deixam passar cerca de 10% da radiação ultravioleta, portanto com essa cor é aconselhável utilizar protetor solar mesmo debaixo da roupa.

* **Usar óculos escuros de boa qualidade.** Aqueles de lentes de má qualidade deixam os olhos ainda mais expostos ao sol do que estariam sem óculos. Procure nas lentes a inscrição "UV 400", que significa pelo menos 98% de proteção.

* **Usar sombrinha.** As feitas de náilon não bloqueiam toda a radiação solar, mas já ajudam. As mais indicadas são confeccionadas com algodão grosso e lona. Elas não substituem o protetor solar, mas são boas aliadas para a proteção do rosto.

PÓS-SOL

Após a depilação, a pele fica sensível, por isso a exposição ao sol ou até mesmo à luz pode causar danos. O ideal é aplicar protetor FPS 30 e evitar a exposição solar nas 24 horas seguintes. Esse cuidado pode evitar intercorrências desagradáveis, como manchas na pele. Os protetores devem ser reaplicados a cada 2 horas.

TIPOS E CARACTERÍSTICAS DOS CÂNCERES DE PELE

Em geral, os cânceres de pele afetam mais as pessoas de peles e olhos claros. São três os tipos: carcinoma basocelular, carcinoma espinocular e melanoma cutâneo.

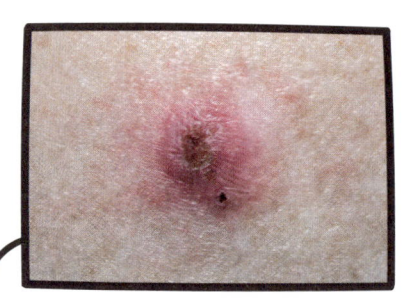

O carcinoma espinocelular apresenta maior risco que o basocelular e ocorre normalmente em pessoas de pele mais escura. Pode surgir também em regiões não expostas ao sol, em razão de irritações crônicas, e nos lábios de fumantes.

O carcinoma basocelular é o mais comum (80% dos casos) e normalmente se manifesta em idosos, nas áreas mais expostas ao sol. Pode se apresentar como uma lesão elevada com coloração escura e contornos delimitados.

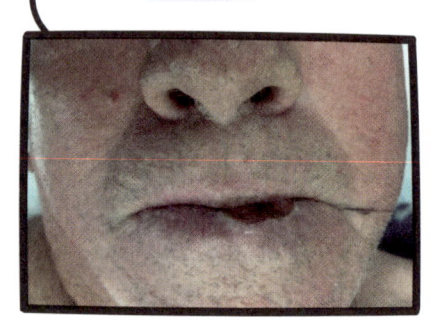

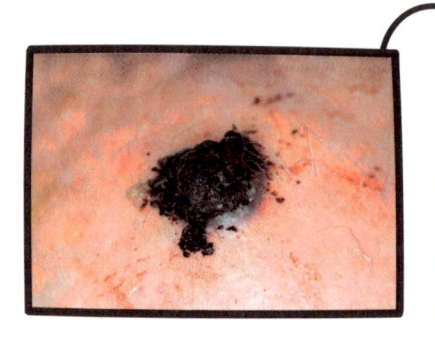

O melanoma cutâneo (MC) é o tipo de câncer de pele menos comum (3% dos casos), porém o mais agressivo: cerca de 90% das mortes provocadas por tumores malignos na pele, segundo o Inca. O melanoma pode ocorrer sobre uma pinta já existente (de nascença ou não) ou surgir sobre a pele normal.

SINAIS DE ALERTA

Existe, na medicina, a regra do ABCDE, que serve para identificar aspectos suspeitos de uma pinta.

→ A ("assimetria"). Ao imaginar um corte dividindo a pinta suspeita em duas partes, essas partes não são iguais.

→ B ("bordos"). A pinta tem bordas irregulares.

→ C ("cor"). Existe variação de cores.

→ D ("diâmetro"). A pinta apresenta diâmetro igual ou superior a 6 mm.

→ E ("evolução"). A pinta sofre modificações, incluindo crescimento.

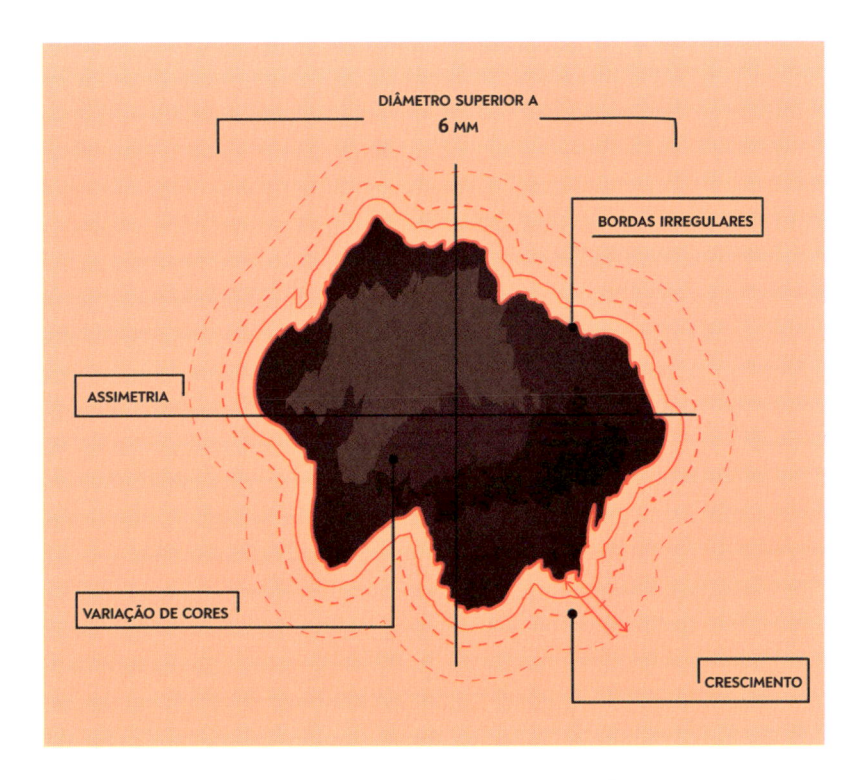

Embora existam melanomas menores que 6 mm, os sinais da regra do ABCDE são um primeiro alerta. Ao notar uma pinta assim no cliente, procure orientá-lo para que procure um médico.

ALTERAÇÕES RELACIONADAS AOS PELOS

ALTERAÇÃO	CARACTERÍSTICAS	DEPILAR OU NÃO?
HIPERTRICOSE	Conhecida como "síndrome do lobisomem", caracteriza-se pelo crescimento exagerado de pelos em qualquer parte do corpo de homens e mulheres, de qualquer idade. Pode ser congênita (de nascimento) ou adquirida (em decorrência de doenças internas). Esses casos são diagnosticados por profissionais especializados e tratados conforme a necessidade.	A depilação é indicada principalmente por auxiliar no conforto do cliente.
HIRSUTISMO	É caracterizado pelo aparecimento de pelos terminais, na mulher, em locais que não são comuns, como queixo, região da mandíbula, nariz, orelhas, dorso dos dedos, ombros, peito ou abdome inferior. Pode ser associado a alterações hormonais ou herança genética. Esses casos devem ser avaliados por profissionais especializados e tratados, se necessário.	A depilação é indicada para todas as regiões do corpo.
PELOS ENCRAVADOS	O pelo encravado é aquele que tem dificuldade para atingir a superfície da pele e, por causa de obstrução da abertura folicular, enrola-se sobre si. A depilação com ceras pode favorecer o encravamento, já que a extração pela raiz tende a enfraquecer o pelo. Pele ressecada também pode ser uma das causas.	A depilação pode ser realizada, mas com um cuidado maior no pós-depilatório, que deve ser realizado com creme ou gel específico para a hidratação da pele. É importante orientar o cliente sobre a necessidade de fazer esfoliação uma vez na semana e hidratação diariamente, para prevenir o aparecimento de pelos encravados.
FOLICULITE	Consiste em infecção do folículo piloso, normalmente causada por bactéria. A invasão desses micro-organismos pode ocorrer naturalmente, por características particulares da pele, ou ser favorecida pela umidade do suor e pela extração dos pelos com lâminas ou ceras.	A depilação é totalmente contraindicada enquanto permanecerem as lesões.

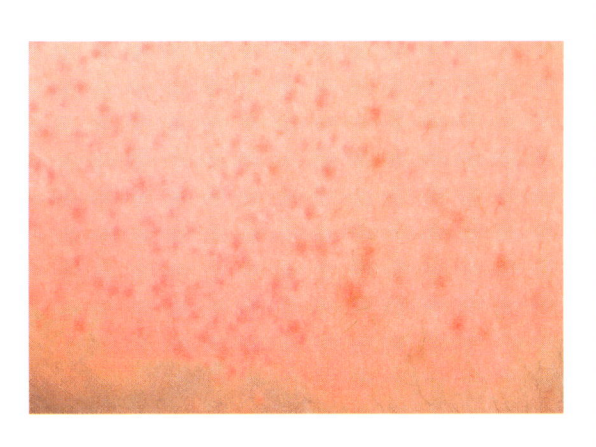

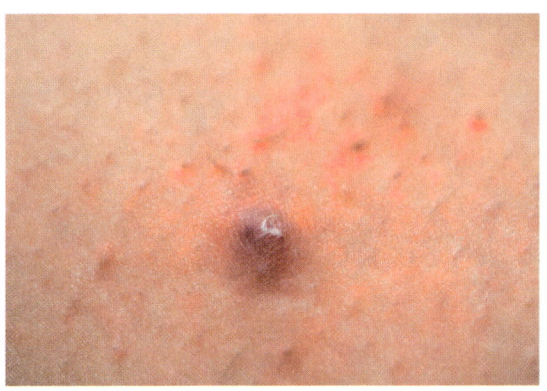

A **foliculite**, quando superficial, forma pequenas espinhas com ponta branca, em um ou mais folículos. Alguns casos não apresentam pus, apenas vermelhidão, e saram sozinhos. Os casos mais profundos apresentam pontos de pus e podem causar coceira e dor.

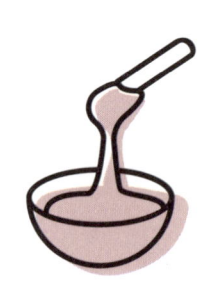

CAPÍTULO 5

Diferentes clientes, diferentes tipos de depilação

"O cliente é quem manda", afirma o ditado, então a depilação pode ser solicitada em todas as partes do corpo. Mas, de maneira geral, as áreas para as quais a pessoa pede a retirada dos pelos não diferem muito, como mostram as figuras a seguir.

PRINCIPAIS LOCAIS DE REMOÇÃO DOS PELOS NO CORPO FEMININO

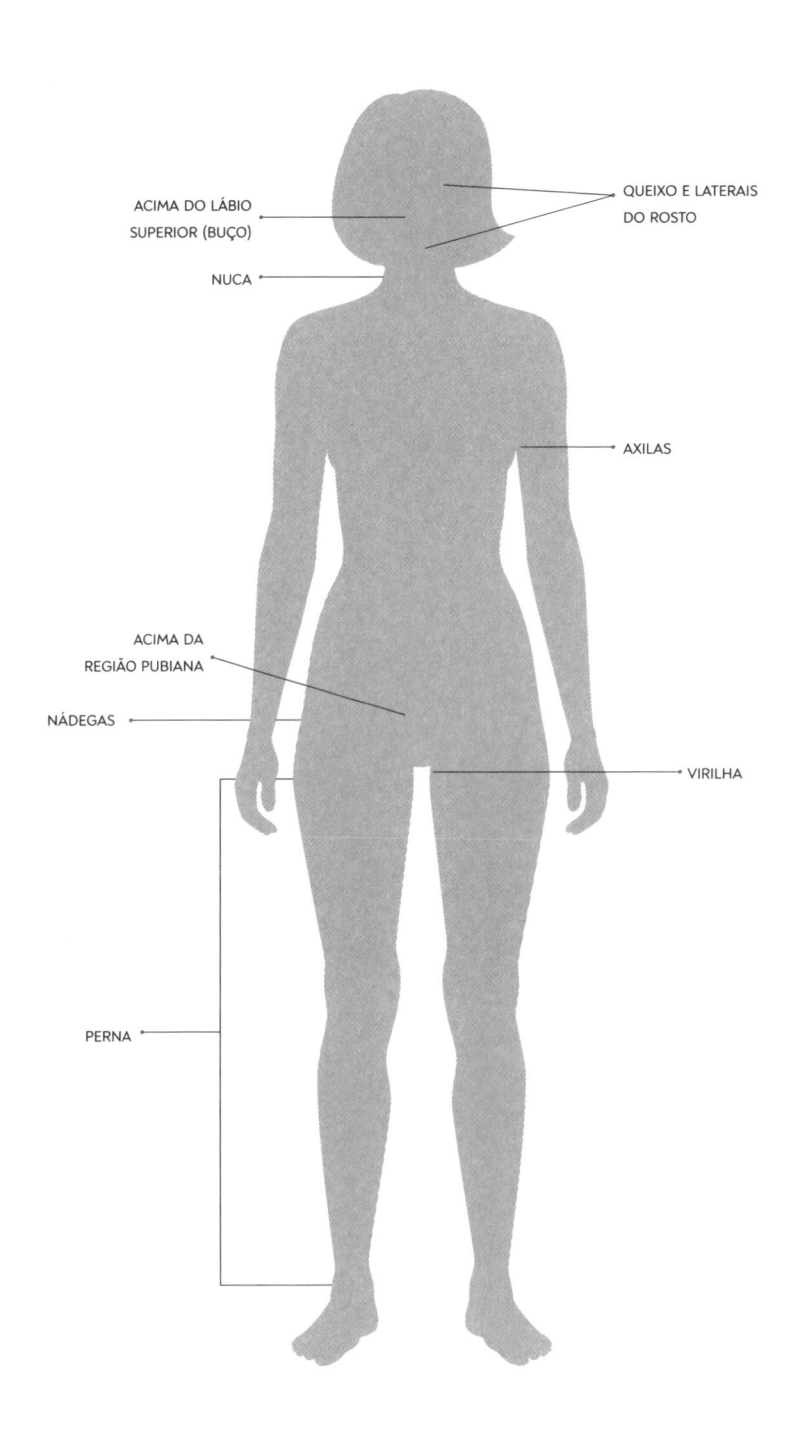

ACIMA DO LÁBIO SUPERIOR (BUÇO)

QUEIXO E LATERAIS DO ROSTO

NUCA

AXILAS

ACIMA DA REGIÃO PUBIANA

NÁDEGAS

VIRILHA

PERNA

PRINCIPAIS LOCAIS DE REMOÇÃO DOS PELOS NO CORPO MASCULINO

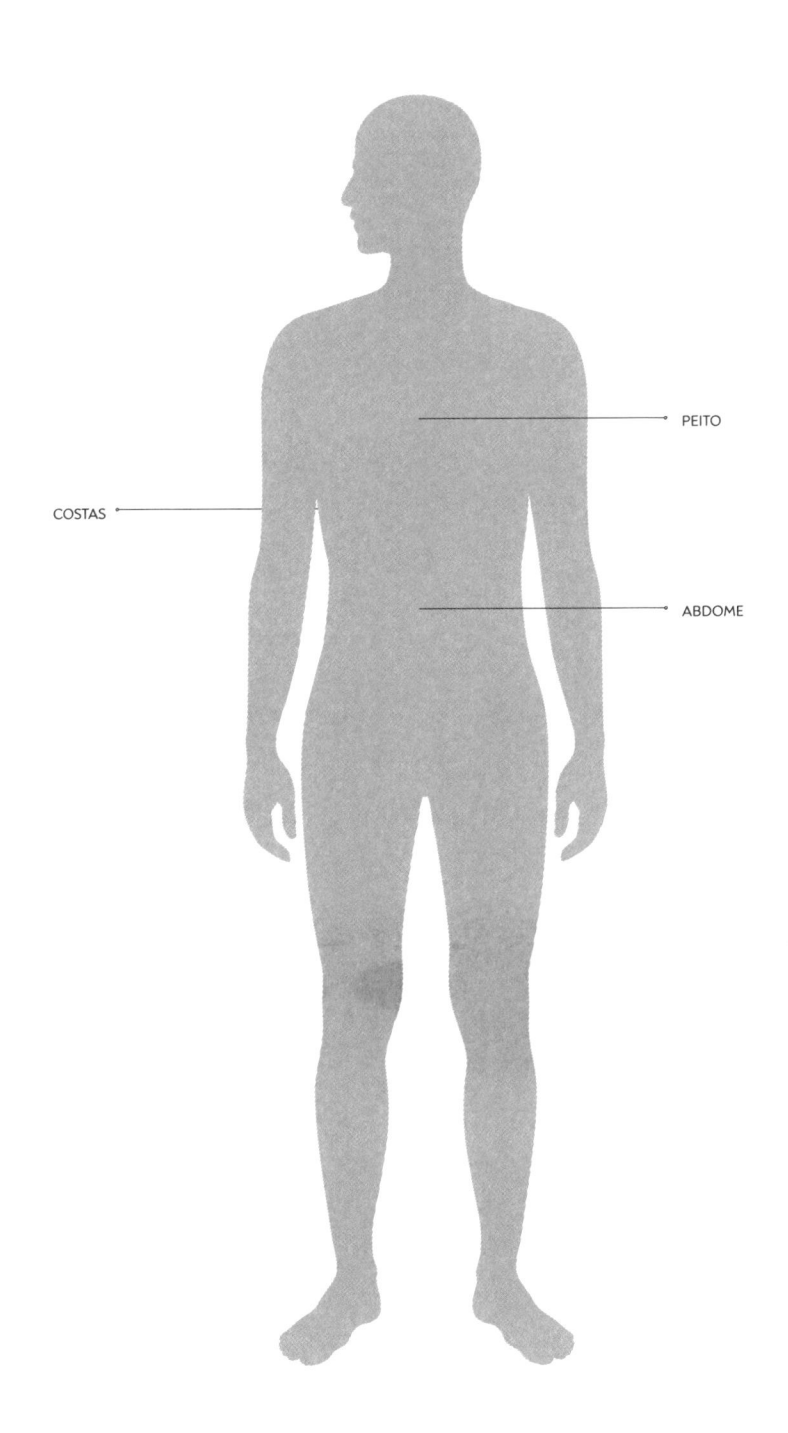

COSTAS

PEITO

ABDOME

DEPILAÇÃO MASCULINA

A vaidade masculina é um segmento mais recente na área da beleza. Nas últimas décadas, os homens ampliaram sua participação nesse mercado, e os serviços de depilação estão entre os mais procurados.

Além da questão estética, muitos homens removem os pelos do corpo em razão da prática de determinados esportes.

Diante desse cenário, temos produtos sendo desenvolvidos especialmente para a pele e o cabelo masculinos. Cria-se também a demanda por profissionais com preparo para atender a esse público.

Em termos de técnica, a depilação masculina não difere da feminina. Em alguns casos, pode ser necessário aparar os pelos das axilas antes de depilá-las, mas isso não é regra. A maior diferença no atendimento a esse público diz respeito ao uso dos EPIs, que precisa ser seguido com atenção redobrada. Como os pelos dos homens são mais grossos, existe maior possibilidade de sangramento. Também a assepsia pré-depilatória precisa ser mais cuidadosa, pois a pele masculina normalmente apresenta mais oleosidade.

TIPOS DE DEPILAÇÃO

Diferentes métodos de retirada dos pelos podem ser adotados conforme a sensibilidade e a preferência do cliente, e alguns são mais recomendados para determinadas áreas.

Temos desde as lâminas e os cremes depilatórios para uso próprio até o *laser* e a luz pulsada aplicados por médicos e outros profissionais habilitados. Nosso foco neste livro é a aplicação da cera quente, bem como o uso da pinça e da linha. Mas não deixamos de conhecer os outros métodos disponíveis, porque esse conhecimento só vem contribuir para uma formação mais completa de quem trabalha na área da depilação.

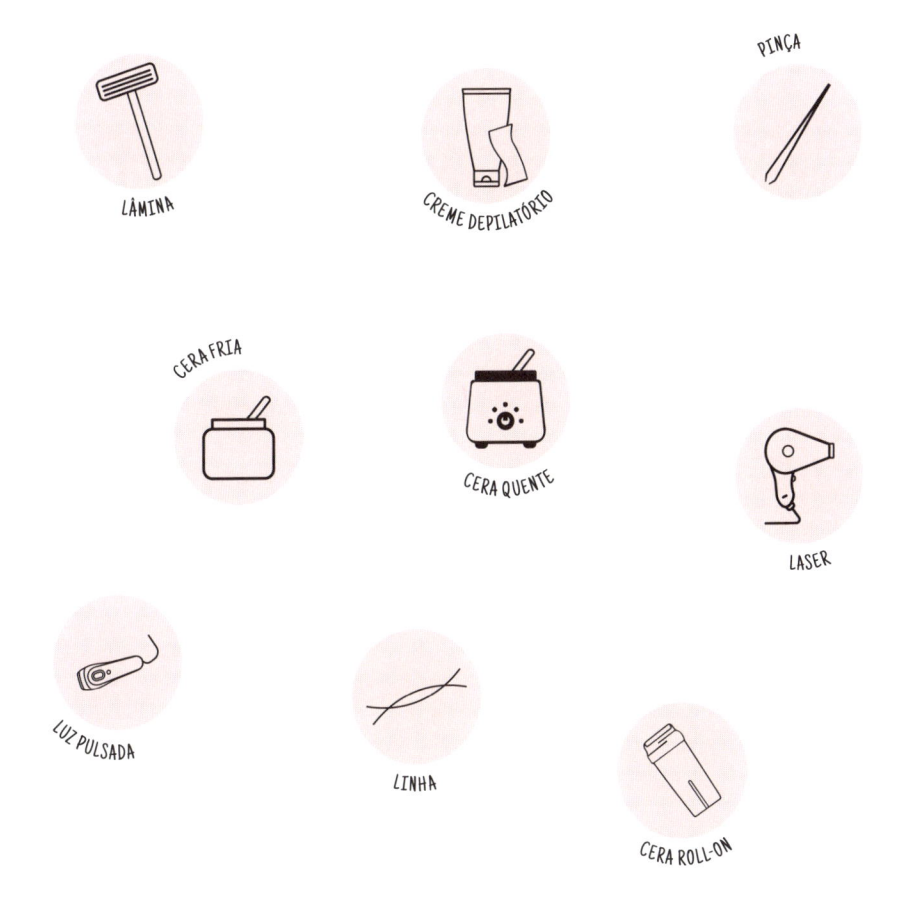

LÂMINA

CREME DEPILATÓRIO

PINÇA

CERA FRIA

CERA QUENTE

LASER

LUZ PULSADA

LINHA

CERA ROLL-ON

MÉTODO	COMO FUNCIONA	CARACTERÍSTICAS POSITIVAS
LÂMINA	Os pelos são cortados na superfície da pele.	É rápido, prático e indolor. Tem baixo custo. Não necessita de um profissional.
CREME DEPILATÓRIO	Os pelos são "dissolvidos" porque no creme existem ativos que quebram as estruturas de queratina e proteína deles. A pessoa aplica o creme, e os pelos se quebram quando o produto é removido.	É indolor. Pode ser usado em todo o corpo, mas é necessário utilizar produto específico (por exemplo, virilha, axilas e rosto), seguindo sempre as recomendações do fabricante.
CERA FRIA	É formulada normalmente à base de resinas e funciona como uma cola na pele, removida com celofane.	Apresenta-se na forma de potes, tubos e plásticos prontos.
PINÇA	O pelo é removido um a um pela pinça. Sai inteiro pela raiz.	É eficaz para extração de pelos mais curtos (por exemplo, sobrancelhas). É eficaz para complementar e completar a depilação com cera. Permite grande precisão.
CERA QUENTE	O produto, que é uma composição de ativos como resinas, parafinas e cera de abelha, torna-se plástico e colante após seu aquecimento, removendo os pelos pela raiz.	Custo acessível. É a mais utilizada por profissionais do mercado e a mais querida dos clientes. Apresenta variedade de tipos (por exemplo, para peles sensíveis, peles masculinas, peles escuras). As ceras quentes têm maior aderência aos pelos e menor aderência à pele na comparação com a fria. Por serem aquecidas a 42 °C em média, esse calor dilata os poros e provoca uma espécie de analgesia na pele, ocasionando menos dor.
CERA ROLL-ON	É um tipo de cera quente acondicionada em dispositivo (o refil) que a aplica por rolamento sobre a pele. O pelo é extraído pela colocação de uma folha de TNT sobre a cera aplicada. O TNT é, então, puxado rapidamente.	Apresenta temperatura menor que a da cera quente tradicional (pode chegar a 38 °C). A aplicação é rápida e uniforme. É totalmente descartável, o que elimina a possibilidade de reutilização (infelizmente ainda praticada por profissionais não conscienciosos). Não exige controle de temperatura quando utilizada com o equipamento correto.

CARACTERÍSTICAS NEGATIVAS	OBSERVAÇÕES
Os pelos crescem rapidamente. A pele apresenta aspereza ao toque, podendo apresentar irritações e coceira.	A lâmina precisa ser desinfetada a cada uso e não deve ser compartilhada, para evitar contaminações. Fungos podem se alojar na lâmina.
Embora sejam desenvolvidos de forma balanceada, alguns cremes podem alterar o pH da pele, deixando-a propensa a irritações.	É muito importante fazer o teste antes de usar o creme, seguindo as recomendações do fabricante e buscando produtos que tenham registro na Anvisa.
Pode ser bastante dolorosa. A pele pode ficar sensível e irritada.	Não se usa mais profissionalmente. Na maioria das vezes, sua utilização é doméstica.
O método pode ser bastante doloroso, dependendo da sensibilidade da pessoa.	A utilização de pinças não descartáveis exige cuidados com a higiene, como realizar a esterilização.
Dependendo da sensibilidade da pessoa, a extração pode causar alguma dor.	É necessário o uso da termocera (o equipamento específico para derreter a cera e controlar a temperatura) e de espátula de madeira (abaixador de língua).
Como a cera *roll-on* adere muito à pele, o método não é recomendado para regiões mais sensíveis, como rosto, virilha e axilas.	É necessário o uso de aquecedor próprio para *roll-on* e de TNT para a remoção dos pelos.

MÉTODO	COMO FUNCIONA	CARACTERÍSTICAS POSITIVAS
DEPILAÇÃO COM LINHA	Uma linha (preferencialmente, 100% algodão) é enrolada nos dedos das mãos, e, por meio do entrelace nos pelos, com movimentos deslizantes eles são extraídos inteiros, pela raiz.	É antialérgico e recomendado para todos os tipos de pele, sobretudo as sensíveis. Por se tratar de um método delicado, pode ser utilizado em pacientes no pós-cirúrgico e após aplicação de botox e preenchimentos faciais. Extrai com facilidade os pelos tipo velus, cuja remoção é mais difícil nos outros métodos. Tem como vantagem a microesfoliação que a linha faz na pele, evitando o encravamento dos pelos. É sustentável, higiênico e de baixo custo de investimento.
LASER	Um aparelho próprio emite uma luz com radiação visando à destruição da raiz do pelo. Essa energia tem efeito térmico ao se difundir com o pelo.	Pode ser usado em todo o corpo. É eficaz contra pelos encravados, os quais são destruídos e reabsorvidos pelo organismo.
LUZ PULSADA (FOTODEPILAÇÃO)	Tem mecanismo de ação semelhante ao do *laser*. Um aparelho próprio emite um feixe de luz não contínuo no folículo piloso, gerando calor ao se difundir com o pelo.	Tem intensidade menor que a do *laser*, razão pela qual gera menores efeitos colaterais.

CARACTERÍSTICAS NEGATIVAS	OBSERVAÇÕES
Pode cortar a pele caso não seja aplicada a técnica correta.	Em razão das normas de biossegurança, não se deve realizar a técnica na qual é usada linha na boca.
Apresenta custo mais elevado. Alguns tipos de *laser* não são indicados para peles escuras, pois o aparelho pode "se confundir" com micropartículas que dão cor à epiderme e acabar afetando a pele e não o pelo, resultando em manchas na pele. O *laser* não identifica pelos loiros ou muito claros; assim, não os elimina. Pode ser doloroso.	Nem sempre a depilação a *laser* elimina todos os pelos em apenas uma sessão, mas eles ficam bem enfraquecidos e podem demorar meses para crescer. É natural que no lugar dos pelos apareçam manchas vermelhas, que podem levar até uma semana para desaparecer. O *laser* é um método relativamente simples, porém apenas médicos e profissionais habilitados podem aplicá-lo.
As mesmas do *laser*, com exceção da restrição para peles escuras. A luz pulsada funciona em todos os fototipos.	Apenas profissionais habilitados podem realizar a fotodepilação.

TIPOS DE CERA QUENTE

TIPO DE CERA	CARACTERÍSTICAS	USOS RECOMENDADOS	OBSERVAÇÕES
TRADICIONAL (MEL, PRÓPOLIS E MEL, ALGAS, ROSAS)	Secagem rápida, espessura fina e menos elástica.	Em todas as regiões do corpo, para todos os tipos de pelo.	Às vezes não remove pelos mais resistentes, sendo necessária a reaplicação e a finalização com pinça.
TRADICIONAL NEGRA	Secagem rápida, espessura mais grossa e um pouco mais elástica.	Em todas as regiões do corpo. Bastante eficaz para pelos mais grossos.	Em caso de pelos muito resistentes, às vezes precisa ser reaplicada.
BAIXA FUSÃO (EM BARRA, CONFETE OU LENTILHADA; APRESENTAÇÕES DIVERSAS, COMO CHOCOLATE, CHOCOLATE BRANCO, PINK, ENTRE OUTRAS)	Elástica, cremosa e com temperaturas mais agradáveis. Sua composição a faz aderir mais aos pelos do que à pele.	Em todas as regiões do corpo, para todos os tipos de pelo.	É muito eficaz na extração de pelos em uma só aplicação. Excelente para a região de buço e em regiões com extensões maiores.
CERA HIDROSSOLÚVEL	Cera natural à base de açúcar e ativos solúveis em água. Exige o uso de TNT para extrair os pelos.	Para todas as regiões do corpo. Eficaz para pelos finos e médios.	Por ser um produto natural e sem ativos de origem animal, podemos atender aos clientes veganos.
CERA DE POTE	Cera parecida com a cera *roll-on*, porém é aplicada com espátula e retirada com TNT.	Para regiões do corpo planas e secas e todos os tipos de pelo.	É o tipo de cera mais utilizada nos Estados Unidos, onde não é comum o uso da *roll-on*.

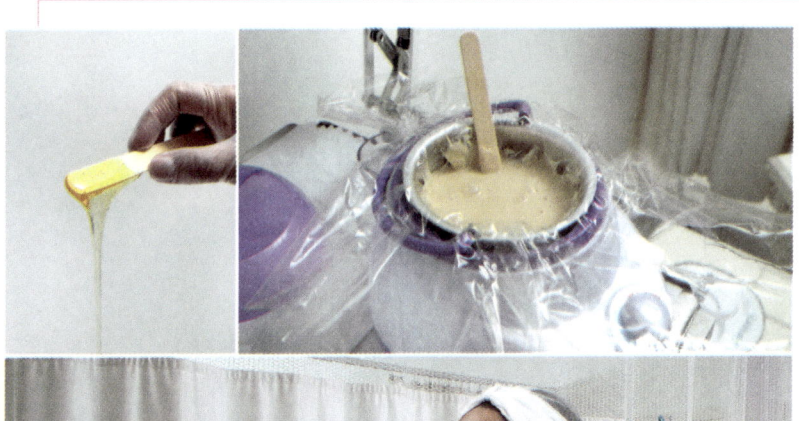

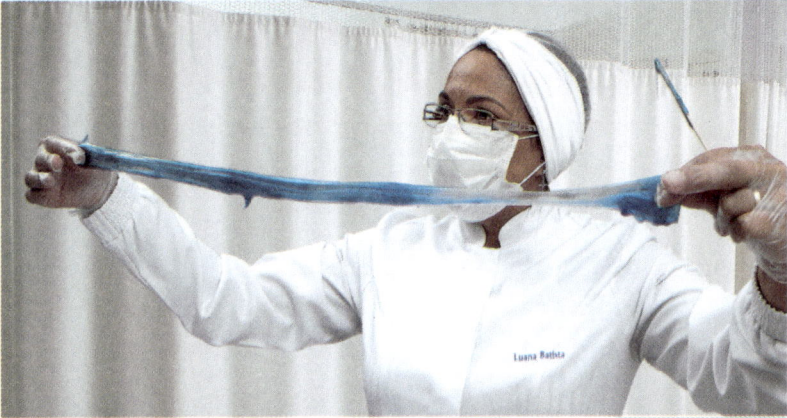

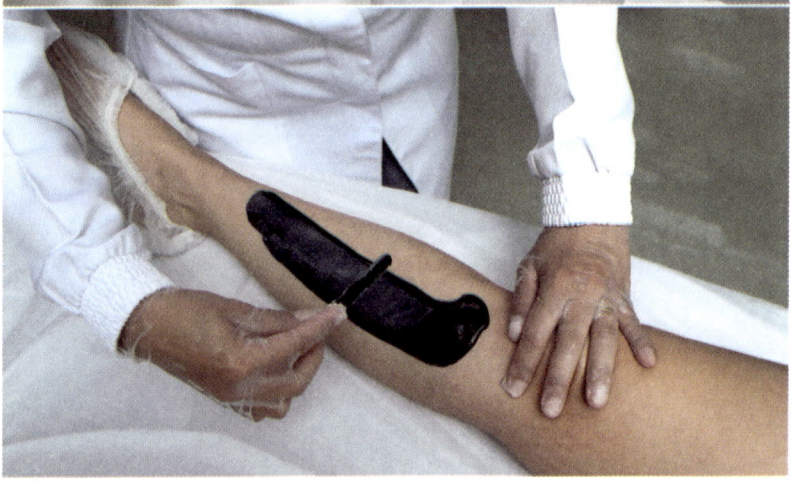

Variedade de ceras quentes: acima, à esquerda, a **cera tradicional de mel**, indicada para todas as partes do corpo. Menos elástica, pode não remover os pelos mais resistentes. Acima, à direita, **cera de baixa fusão para áreas sensíveis** (por exemplo, rosto). A versão da foto, de chocolate branco, tem componentes que fazem a cera aderir mais ao pelo. No centro, **cera de baixa fusão voltada ao público masculino**: de grande elasticidade, cobre áreas grandes e contém ativos para evitar inflamações na pele naturalmente mais oleosa do homem. Embaixo, **cera de baixa fusão para grandes áreas** (por exemplo, pernas), em razão da elasticidade. A da foto é apresentada na versão chocolate. Leia os rótulos dos produtos para saber escolher a cera mais adequada ao cliente.

DEPILAÇÃO ÍNTIMA

No Brasil é muito comum a remoção total dos pelos da área íntima. A depilação íntima feminina brasileira é conhecida até no exterior (nos Estados Unidos a chamam de *Brazilian wax*). A maioria das mulheres adeptas alega que, com a depilação total, conseguem se sentir "mais limpas", mas será que esse procedimento garante mesmo uma melhor higiene dessa região do corpo?

A área íntima feminina possui uma flora bacteriana intensa. Sua saúde está relacionada aos hábitos de higiene e não à quantidade de pelos. Por essa razão, é preciso tomar alguns cuidados antes e depois da extração total dos pelos íntimos.

A ficha de avaliação (ver página 100) deve ser preenchida minuciosamente, pois estamos falando de uma região mais sensível e sujeita a atrito constante com vestuário (calcinhas, calças, etc.). Além disso, muitas vezes a pele da região pode estar com irritações que tornam a depilação contraindicada.

Um outro ponto importante é o procedimento pré-depilatório, em que se usa uma loção higienizante para limpar a região e remover a flora bacteriana. Essa higienização deve ser rigorosamente realizada para que não ocorram intercorrências no pós-depilatório, como foliculite.

É muito importante também que os profissionais orientem a cliente para que leve uma calcinha a mais no dia do procedimento e que a peça seja de algodão e confortável. Aliás, as roupas devem ser todas mais soltas.

Ainda falando em remoção dos pelos nessas regiões, existe a depilação artística, também conhecida como design íntimo. No início dos anos 2000, ela virou uma "febre" entre os profissionais, que queriam muito aprender a técnica, mas o fato é que não havia muito público para realizar o procedimento.

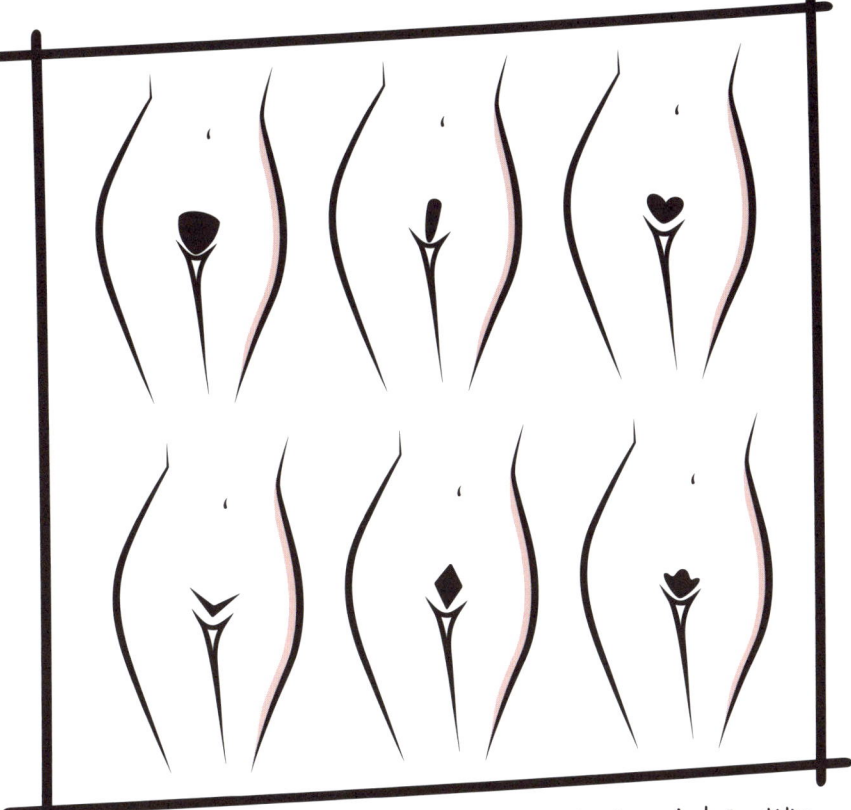

Exemplos de desenhos em depilação artística.

Na depilação artística, o procedimento é realizado com o auxílio de moldes de EVA em formatos variados — por exemplo, corações, flores, bichinhos. Mas, como os pelos crescem de forma irregular, o resultado nem sempre fica no formato pretendido. Por essa razão, quando houve o grande interesse pela técnica, começaram a incluir no procedimento tintas e substâncias como henna para complementar o desenho. No entanto, muitas dessas substâncias causam irritação, principalmente na pele sensível das áreas íntimas. E, assim, a depilação íntima acabou se tornando uma prática não muito utilizada.

Caso o profissional de depilação tenha interesse em desenvolver a técnica de depilação artística, precisa seguir à risca todas as orientações de higiene e biossegurança e escolher com cuidado os produtos a serem utilizados. Esses produtos devem ser não irritantes à pele e próprios para a região íntima.

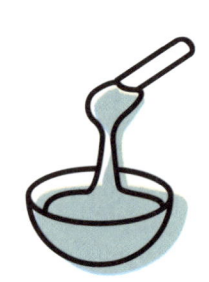

CAPÍTULO 6

Cuidados pré e pós--depilatórios

A IMPORTÂNCIA DA HIDRATAÇÃO E DA ESFOLIAÇÃO

Quando uma pele é bem cuidada e hidratada, o pelo, ao apontar na epiderme, não encontra dificuldades para ultrapassá-la. Ou seja, pele ressecada é um dos fatores que contribuem para o encravamento tão indesejável. Assim, faz parte das atribuições do profissional de depilação orientar o cliente para que mantenha a hidratação em dia.

Passar hidratante deve ser um hábito diário, principalmente nas pernas, porque nelas é menor a ativação das glândulas sebáceas – as responsáveis pela hidratação natural da pele.

A esfoliação semanal é importante pois auxilia a remoção de células mortas da pele, evitando que ela fique espessa. Uma pele "grossa" recebe mal os hidratantes e dificulta a saída dos pelos. Além disso, essa espessura maior aumenta a probabilidade de crescimento bacteriano, que é associado à foliculite (ver páginas 76 e 77).

O mercado de cosméticos oferece sabonetes abrasivos e esfoliantes faciais e corporais, para uso semanal. O que devemos evitar são as misturas caseiras (geralmente com açúcar, sal, limão), pois os cristais do açúcar e do sal são agressivos à pele, e o limão pode causar manchas.

CONHECER BEM O CLIENTE: A FICHA DE AVALIAÇÃO

É de extrema importância aplicar a ficha de avaliação (também chamada de ficha de anamnese) antes de iniciar os procedimentos depilatórios. Dessa forma, podemos analisar a pele do cliente e verificar se está saudável para receber a depilação com cera. Quando falamos em pele saudável, nos referimos a uma pele íntegra, que não apresente nem mesmo uma vermelhidão que sinalize alguma irritação, pois a depilação nesses casos pode piorar o quadro.

O preenchimento da ficha de avaliação é realizado sempre no primeiro atendimento. Nos demais, a ficha deve ser conferida, e, se necessário, mais informações podem ser acrescentadas.

SEGURANÇA PARA O PROFISSIONAL

O preenchimento da ficha de avaliação também ajuda o profissional a isentar-se de qualquer problema que possa ocorrer por falta de informação do cliente. Por esse motivo, o cliente deve assinar a ficha após preenchê-la.

Embora seja um instrumento de segurança para o cliente e para o profissional no momento da depilação, algumas das perguntas devem ser feitas já no momento em que a pessoa for agendar um atendimento (principalmente se for o primeiro). Isso é importante nas situações que envolvem um preparo por parte do cliente (por exemplo, interrupção do uso de algum produto).

MODELO DE FICHA DE AVALIAÇÃO

FICHA DE ANAMNESE

DADOS PESSOAIS

Data:_____ Nome:_____

Nasc.:_____ Idade:_____ Sexo:_____ Est. civil:_____

End.:_____ Bairro:_____ CEP:_____

Cidade:_____ Profissão:_____ Tel. res.:_____ Tel. cel.:_____

e-mail:_____ Facebook:_____

HISTÓRICO DO CLIENTE

COSTUMA FAZER DEPILAÇÃO? SIM ( ) NÃO ( )

QUAL A TÉCNICA USADA? CERA QUENTE ( ) FRIA ( ) *ROLL-ON* ( ) *LASER* ( ) LINHA ( )

ANTECEDENTES ALÉRGICOS? CREME ( ) PRÉ-DEP. ( ) PÓS-DEP. ( ) CERA ( )

COMO A PELE FICOU APÓS A DEPILAÇÃO? VERMELHIDÃO ( ) INCHAÇO( ) COCEIRA ( ) ESCAMAÇÃO ( )

VASOS? SIM ( ) NÃO ( ) VARIZES? SIM ( ) NÃO ( )

TEM NÓDULOS? SIM ( ) NÃO ( ) ONDE? _____

ESTÁ GRÁVIDA? SIM ( ) NÃO ( ) QUANTOS MESES? _____

AMAMENTA? SIM ( ) NÃO ( )

SOFREU ALGUMA CIRURGIA? SIM ( ) NÃO ( ) QUAL? _____ HÁ QUANTO TEMPO? _____

TEM PROBLEMA HORMONAL? SIM ( ) NÃO ( ) QUAL? _____

ESTÁ FAZENDO TRATAMENTOS DERMATOLÓGICOS? SIM ( ) NÃO ( ) QUAL? _____

TEM PELOS ENCRAVADOS? SIM ( ) NÃO ( ) ONDE? _____

APRESENTA LESÃO NA ÁREA A SER DEPILADA? SIM ( ) NÃO ( ) ONDE? _____

COSTUMA FAZER DEPILAÇÃO COM CERA QUENTE NA SOBRANCELHA? SIM ( ) NÃO ( )

SE SUA RESPOSTA FOR POSITIVA, VOCÊ ASSUMIRÁ A RESPONSABILIDADE EM CASO DE FLACIDEZ OU DESCOLAMENTO DA RETINA? SIM ( ) NÃO ( )

TERMO DE RESPONSABILIDADE

EU, _____, RG _____, DECLARO QUE TODAS AS INFORMAÇÕES AQUI DESCRITAS SÃO EXPRESSÃO DA VERDADE, NÃO CABENDO A [NOME DO PROFISSIONAL] RESPONSABILIDADE ALGUMA ACERCA DE DADOS FALTOSOS OU DECLARAÇÕES ENGANOSAS, ISENTANDO-O DE QUAISQUER INDENIZAÇÕES OU OUTROS MEIOS JUDICIAIS, PROVENIENTES DE PREJUÍZOS CAUSADOS PELAS REFERIDAS DECLARAÇÕES.

_____, _____/_____/ _____

[CIDADE]   [DATA]

ASS. CLIENTE: _____

[ANOTAR O PROCEDIMENTO USADO NO CLIENTE (QUAL CERA, QUAL MÉTODO, SE HOUVE ALGUMA ALTERAÇÃO, ETC.)]

* Se a cliente está gestante. Existem mitos de que a dor leva à contração, podendo causar complicações à gravidez. Isso é realmente um mito. A depilação só é contraindicada em gestações de risco. Caso contrário, pode ser realizada normalmente — é claro, reforçando os processos de higiene e biossegurança, para evitar foliculite ou outras infecções. Devemos também respeitar a sensibilidade de cada cliente, pois as grávidas são, sim, mais sensíveis. É importante também ouvir a opinião do médico que acompanha a gestação.

* Se o cliente está fazendo algum tratamento com ácido. Essa é uma informação muito importante, pois o uso de ácidos muitas vezes afina a pele e a deixa mais sensível. Nessas condições, a depilação com cera pode aumentar a sensibilização e até machucar, bem como causar manchas.

→ Caso o cliente esteja em tratamento com dermatologistas ou biomédicos, os ácidos usados são mais fortes, e a orientação é interromper o uso cerca de quinze dias antes da depilação com cera. Como alternativa, pode ser feita a depilação com linha, que não apresenta contraindicação. O uso dos ácidos pode ser retomado três dias depois dependendo da sensibilidade, que pode variar de pessoa para pessoa.

→ Em situações nas quais o cliente esteja usando cosméticos anti-idade ou antissinais em casa e que contenham algum tipo de ácido, o uso deve ser interrompido três dias antes da depilação, porque são produtos mais suaves. A utilização pode ser restabelecida três dias após o procedimento.

* Se o cliente tem varizes. É importante saber que a depilação com cera não causa varizes. Existem também mitos de que a cera quente dilata as veias, levando às varizes, quando na verdade elas são causadas por problemas na circulação sanguínea; é uma deficiência no retorno do sangue pelas veias, não tendo relação com a depilação com cera. O profissional precisa ficar atento apenas ao grau das varizes, pois, se as veias estiverem muito grossas, e a pele, com uma aparência brilhante, a depilação deverá ser evitada, pois é uma pele que não está saudável para passar pelo procedimento.

* Se o cliente fez alguma cirurgia recentemente (menos de um ano). Nesse caso, só devemos depilar a região da cicatriz com a autorização médica e, ainda assim, respeitando a sensibilidade do cliente, que pode durar mais tempo.

EVITANDO PROBLEMAS

A aplicação inadequada da depilação pode acarretar lesões na pele, como hematomas ou até infecções.

HEMATOMA

O hematoma ocorre quando há um extravasamento de sangue no tecido. Por isso, precisamos estar atentos às técnicas de depilação em cada região do corpo. O uso de um produto depilatório inadequado (por exemplo, a cera *roll-on* na virilha) ou a aplicação de cera quente repetidas vezes em uma mesma região podem favorecer o surgimento do hematoma.

Caso isso ocorra, o profissional de depilação pode apenas indicar o uso de géis pós-depilatórios, para acalmar o tecido, e explicar ao cliente que em alguns dias os sinais serão aliviados.

INFECÇÃO

Para evitar qualquer tipo de infecção, o passo inicial e fundamental é a assepsia pré-depilatória. A remoção de sujidades e micro-organismos que fazem parte da pele evita principalmente a foliculite, a infecção mais comum no pós-depilatório.

A assepsia da pele é feita com uma loção higienizante pré--depilatória e algodão. O algodão com o produto deve ser passado na região a ser depilada, friccionando-a em movimentos sempre em um único sentido.

A indústria cosmética disponibiliza atualmente higienizantes próprios para a depilação, com ativos que preparam a pele. Esses produtos na maioria das vezes contêm álcool em quantidades pequenas, de modo que podem ser usados mesmo em peles sensíveis.

Os materiais de uso também devem ser muito bem higienizados. A maioria é descartável. Em todos os casos, é preciso seguir as normas de biossegurança (ver página 40).

E, mais uma vez, reforçamos a importância da ficha de avaliação e da verificação visual do profissional no atendimento – lembrando que a depilação deve ser realizada apenas em peles saudáveis.

ORIENTAÇÕES DE COSMETOLOGIA NAS AÇÕES PRÉ E PÓS-DEPILATÓRIAS

* **Aloe vera.** Tem ação anti-inflamatória e ameniza a dor.

* **Arnica.** Apresenta ação anti-inflamatória.

* **Azuleno.** Extraído da camomila, é anti-inflamatório e descongestionante.

* **Betaglucana.** Tem ação calmante.

* **Camomila.** Tem ação tônica, cicatrizante e anti-inflamatória.

* **Hamamélis.** É adstringente e calmante. Equilibra a oleosidade da pele.

* **Mentol.** Acalma e refresca. Muito usado em géis pós-depilatórios.

* **Própolis.** É antibactericida, antibiótico e regenerador.

PROTEÇÃO SOLAR

Ao final de qualquer procedimento depilatório no rosto (seja com cera, seja com linha), o profissional deve orientar a cliente a evitar exposição ao sol por 48 horas no local depilado e o uso de maquiagem nas 24 horas seguintes.

Além disso, deve ressaltar para a cliente a importância de usar protetor solar FPS 30 no rosto sempre, em qualquer época do ano, como uma rotina. Esse hábito combate o envelhecimento e previne o câncer de pele.

CAPÍTULO 7

Passo a passo das técnicas

Chegou a hora de falarmos do passo a passo da depilação. Neste capítulo, compartilho minha forma de trabalho, resultado da experiência acumulada em anos de atividade profissional.

PREPARANDO O AMBIENTE E A CERA

Antes de receber o cliente, devemos deixar nosso local de trabalho preparado, começando pela limpeza das superfícies e dos equipamentos e garantindo que o ambiente esteja bem arejado e iluminado, ou seja, o mais agradável possível. Recomendo estar no local com pelo menos 30 minutos de antecedência para, além de ajeitar o espaço, aquecer a cera.

1 Lave as mãos.

2 Coloque o protetor de celofane no recipiente da termocera.

3 Insira a cera (ainda dura) no recipiente da termocera já coberto pelo protetor. Coloque a quantidade de cera conforme o tamanho do aparelho.

4 Ligue a termocera até o número máximo.

5 Aguarde o amolecimento parcial da cera. Muitas vezes, é preciso abaixar a temperatura da termocera antes do derretimento total.

6 Verifique a temperatura da cera quente, colocando um pouco na espátula. Ela deve estar no ponto de se enrolar na espátula e suportável ao contato com a pele. Uma referência seria a temperatura da água do chuveiro no inverno. Atenção: nunca coloque de volta na termocera o lado de espátula que já tenha entrado em contato com a pele.

7 Atingida a temperatura adequada, o procedimento pode ser iniciado. A cera deve permanecer ali, aquecida (ou seja, termocera ligada), enquanto a depilação é realizada. Lembre que as pessoas apresentam diferentes sensibilidades quanto à temperatura. No atendimento, caso o cliente reclame que a cera está quente demais, diminua o número da termocera.

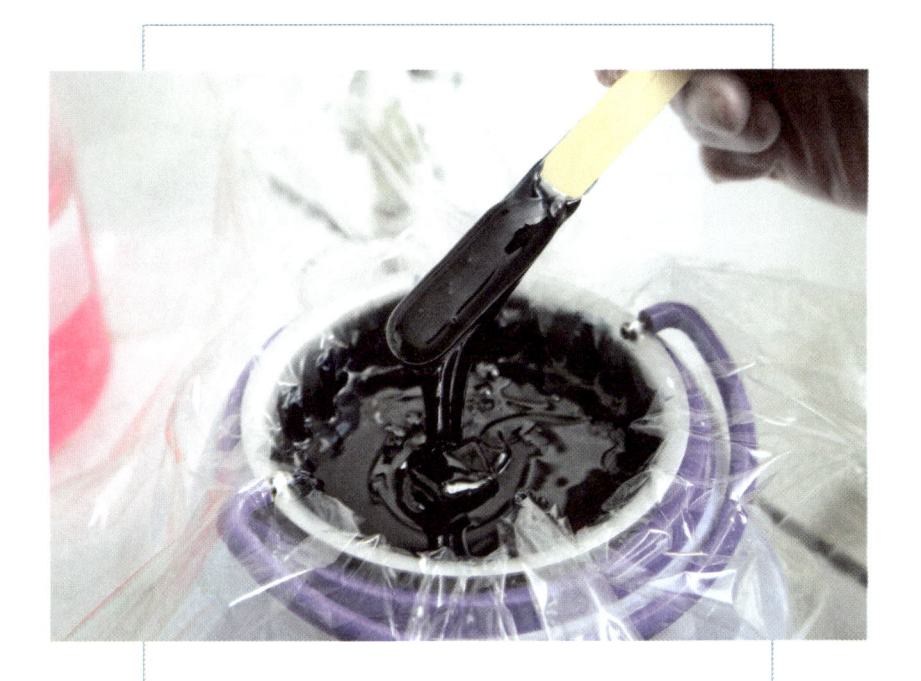

Existem termoceras de diversos tamanhos (por exemplo, para 500 g de cera, para 1 kg de cera, etc.). O resultado do derretimento do produto é melhor quando o aparelho é usado em sua capacidade plena. Mesmo que um cliente não utilize toda a cera ali derretida, a cera que resta dentro do aparelho intacta pode ser aplicada na pessoa seguinte. Mas, para isso, é fundamental tomar o cuidado de nunca colocar novamente na cera derretida o lado da espátula que teve contato com a pele do cliente.

A cera *roll-on* é muito mais prática: precisamos apenas encaixar o refil no aparelho próprio para aquecê-la e ligá-lo. Em aproximadamente 20 minutos o produto está pronto para uso.

Enquanto a cera é aquecida, organize o carrinho auxiliar, checando se ele está com todo o material necessário:

* EPIs (por exemplo, luvas, máscaras, toucas, propés);
* algodão;
* loções pré-depilatórias (higienizantes);
* espátulas descartáveis (do tipo abaixador de língua);
* TNT (para depilação com *roll-on*);
* lenço de papel, papel-toalha;
* pinças (descartáveis e/ou de metal);
* óleo removedor de cera;
* gel pós-depilatório (calmante e regenerador);
* loção e/ou creme pós-depilatórios (calmantes e regeneradores).

Feito tudo isso, é hora de receber o cliente.

RECEBENDO O CLIENTE

Ao receber nosso cliente, devemos cumprimentá-lo. Caso seja seu primeiro contato com ele, é importante apresentar o ambiente e a sua forma de trabalho. Devemos também perguntar quais regiões ele deseja depilar.

Então, deixamos o cliente à vontade para se despir em um local reservado. Depois o acomodamos na maca e o cobrimos com uma toalha branca, para preservar sua privacidade.

Antes de iniciar a depilação, fazemos uma análise da pele e lemos com atenção a ficha de avaliação, lembrando que a depilação só pode ser realizada em uma pele íntegra. A partir da análise, escolhemos o tipo de depilação a ser aplicada em cada região do corpo.

NÃO REUTILIZE A CERA

A legislação proíbe reutilizar a cera depilatória. Nunca faça isso, nem com o mesmo cliente dentro de um atendimento. A cada porção de cera usada, descarte-a em uma lixeira (com tampa e pedal) que você já terá deixado estrategicamente perto da maca.

Já a cera que sobra na termocera pode ser utilizada em outro procedimento, desde que não sofra contaminação. Para evitar que ela seja contaminada, não coloque de volta na cera que está na termocera o lado da espátula que entrou em contato com a pele do cliente. Dessa forma, a cera permanece com qualidade e segura. Podemos fazer o uso dos dois lados da espátula e, então, descartar essa espátula e pegar uma nova.

DEPILAÇÃO DE BUÇO

A região acima do lábio superior, em que se localiza o buço, é bastante sensível e merece cuidados especiais.

DEPILAÇÃO DE BUÇO COM CERA QUENTE

Aconselho o uso de cera quente ou de cera quente de baixa fusão para realizar a depilação não apenas do buço como também de outros pelos do rosto. Devemos fazer no máximo quatro aplicações de cera (duas de cada lado). Se for preciso, complementamos com pinça. Os poros dilatados pelo calor da cera reduzem a dor da pinçada.

Como já foi alertado no capítulo 3, use os EPIs durante o procedimento. E, conforme for utilizando a cera, descarte-a em lixeira comum (de tampa e com pedal), colocada perto da maca.

1 Após realizar a assepsia da região com algodão embebido em loção higienizante, espalhe a cera com a espátula como se fosse uma tira, partindo da área abaixo da narina em direção ao canto da boca.

2 Espere alguns segundos até a cera endurecer (faça o teste colocando seu dedo indicador para atestar que ela não gruda). A cera vai ser puxada no sentido contrário daquele em que foi colocada. Quando ela estiver no ponto de ser puxada, com a própria espátula faça um movimento leve e rápido para cima, para ajudar a descolar a extremidade da cera da pele. Você pode aplicar essa tática de usar a espátula para começar a descolar em todos os casos.

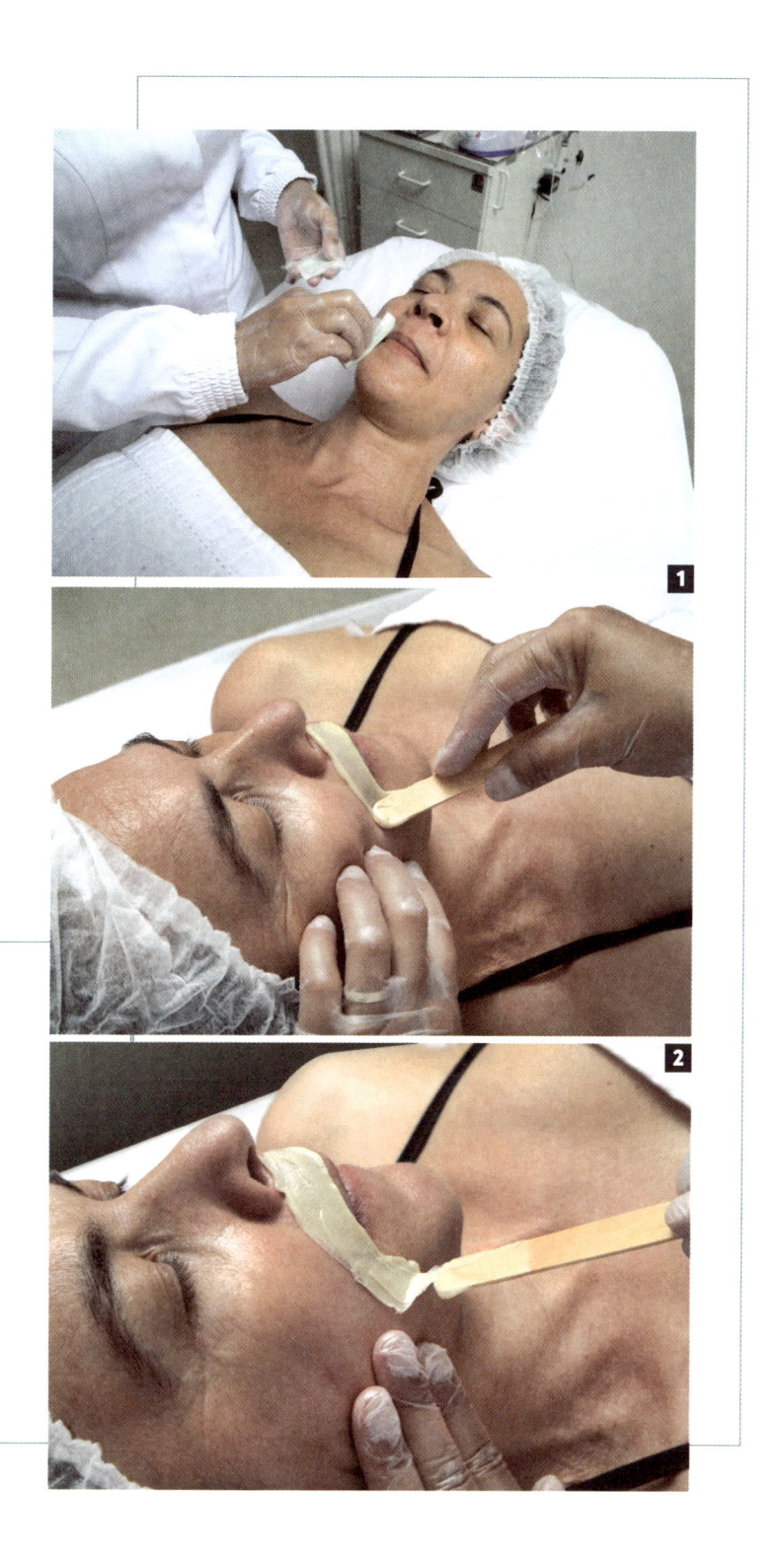

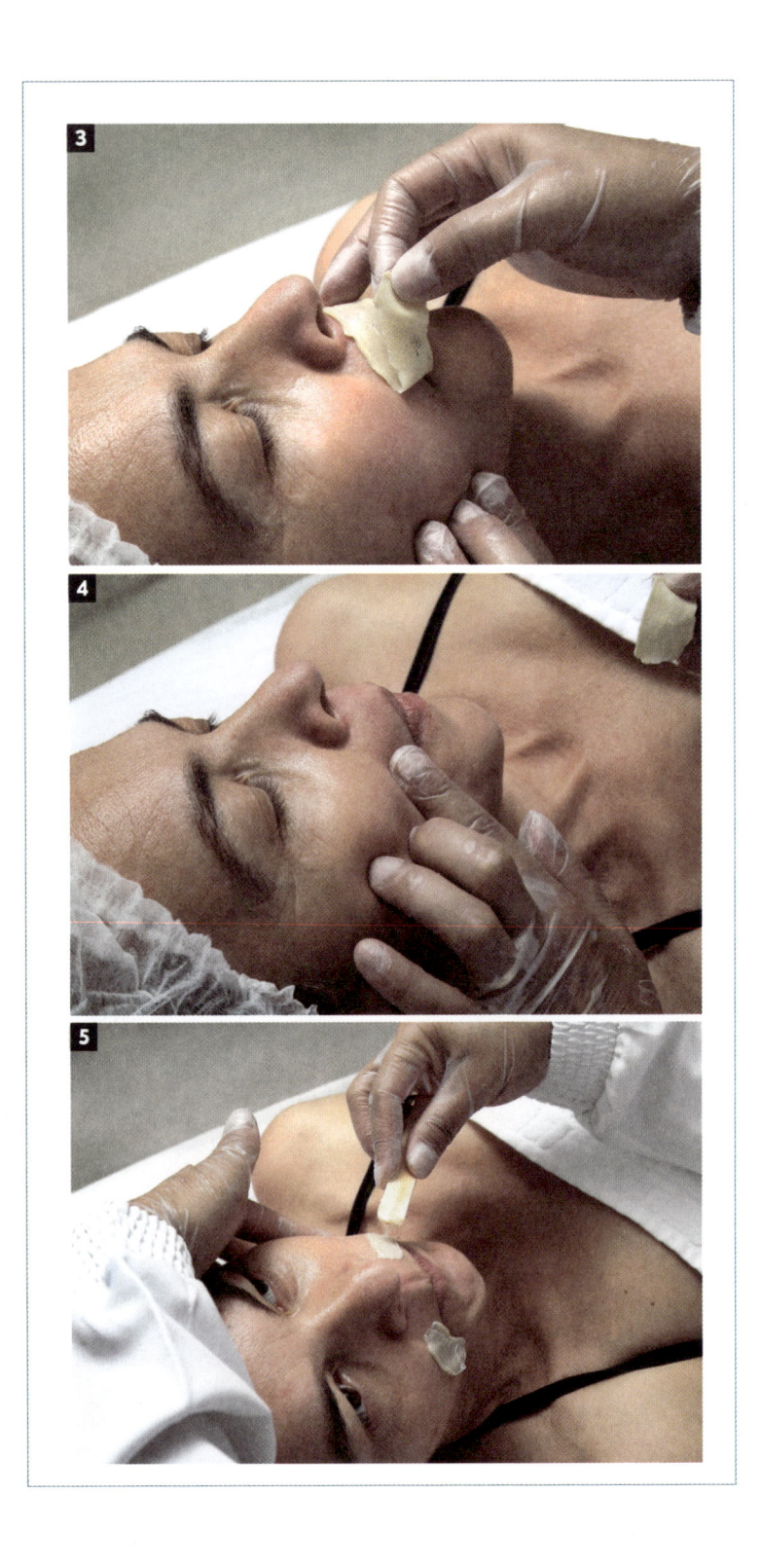

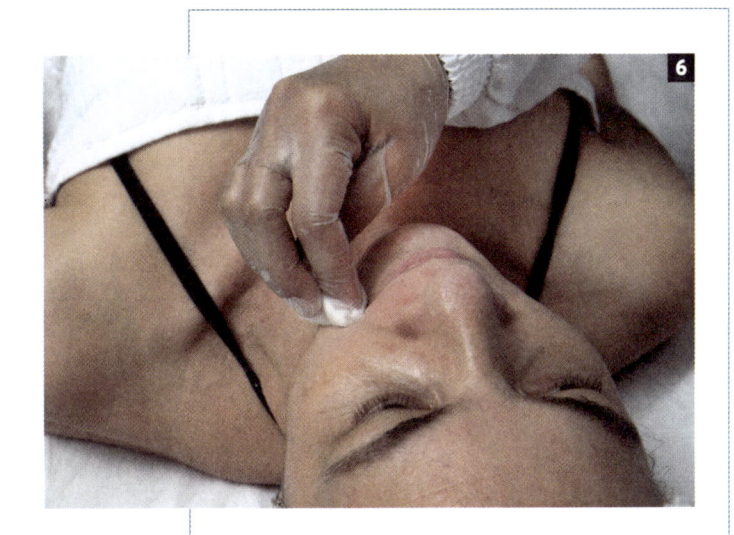

3 Estique bem a pele e puxe a cera de forma rápida e rente à pele. A outra mão fica esticando a pele. Não é preciso colocar força. Puxe com agilidade e leveza, e a cera se encarrega do restante.

4 Logo após a puxada, pressione moderadamente a região com seu dedo. Essa medida ameniza a dor. Além disso, a pressão e a descompressão feitas melhoram o fluxo sanguíneo, favorecendo a oxigenação da pele. Esse movimento de pressionar a área depilada moderadamente depois da puxada funciona em todas as partes do corpo.

5 Repita o procedimento para depilar o outro lado do buço. Caso seja necessário, retoque os cantos dos lábios com uma pequena quantidade de cera de cada lado. Para fazer a remoção, estique a pele e puxe a cera de baixo para cima, rente à pele.

6 Caso fique algum resíduo de cera, retire-o usando algodão embebido em loção calmante.[1] Aqui, evite o óleo removedor, pois a pele do rosto é naturalmente mais oleosa.

---

1 A loção calmante é um pós-depilatório no caso de extração com cera quente no rosto. Na depilação com linha no rosto e na depilação com cera quente e com cera *roll-on* em outras partes do corpo, utilize gel calmante.

DEPILAÇÃO DE NARIZ

A depilação no nariz exige cuidado, pois os pelos cumprem função de proteção do sistema respiratório e a região é muito vascularizada e sensível. Após limpar com algodão embebido em loção higienizante, aplique somente na lateral da narina uma pequena quantidade de cera (bem pequena mesmo, apenas a ponta da espátula). Não aplique cera dentro do nariz, pois o objetivo é extrair só os pelos aparentes. "Feche" com um dedo a outra narina, para evitar que a cera escorra e entre. Com a própria espátula, puxe a cera de forma rápida. Se necessário, repita a operação. Assim como no buço, são no máximo duas aplicações na mesma região. Finalize com loção calmante ou com gel pós-depilatório.

DEPILAÇÃO DE BUÇO COM LINHA

A assepsia da região é de extrema importância neste método, pois a remoção de sujidades e da oleosidade da pele evita infecções e facilita a depilação com linha. Para isso, utilize algodão embebido em loção pré-depilatória higienizante.

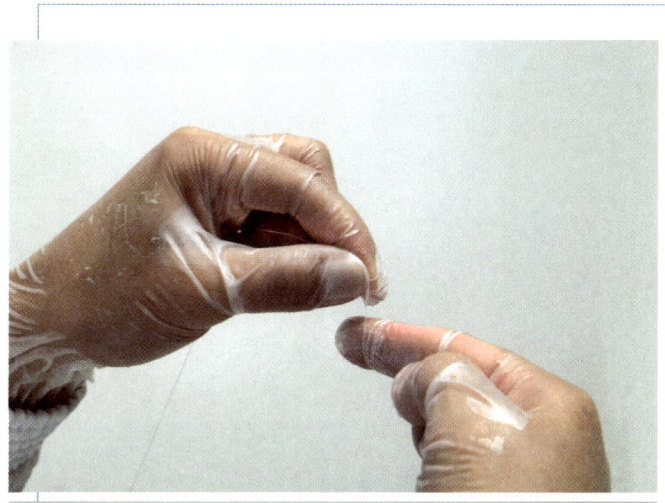
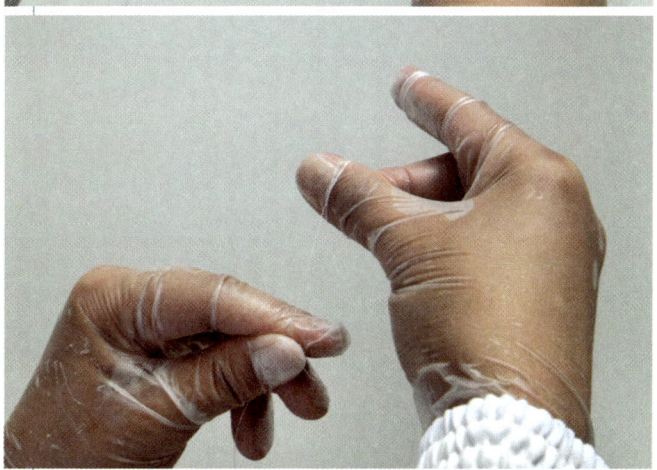

1 Corte um pedaço de aproximadamente 80 cm da linha. Pegue uma das pontas da linha e dê 10 voltas na primeira falange do dedo indicador da mão dominante (foto superior). Depois, faça o mesmo com a outra ponta da linha no dedo polegar (foto inferior).

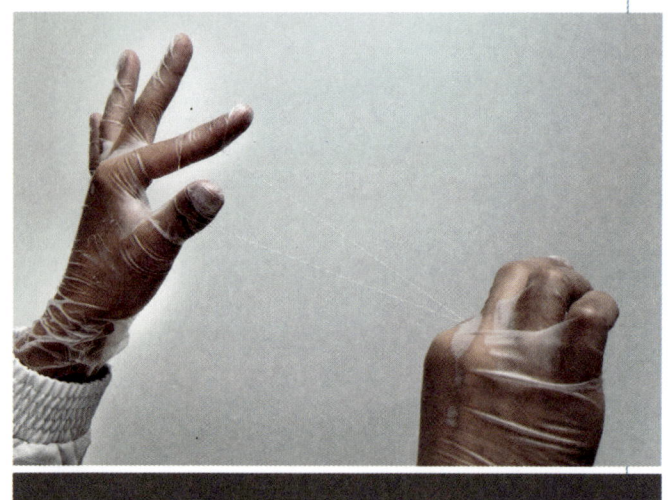

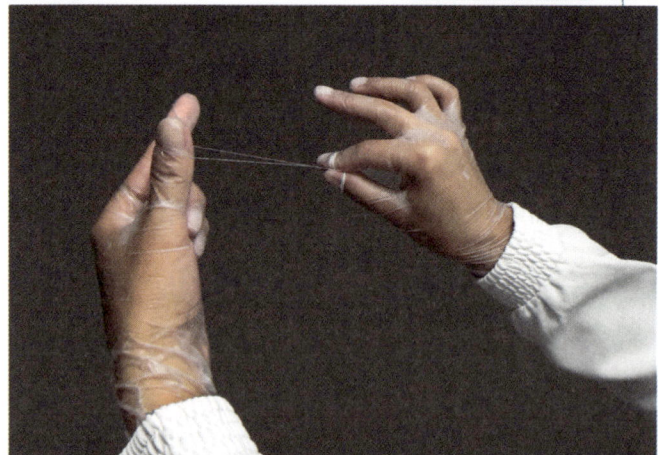

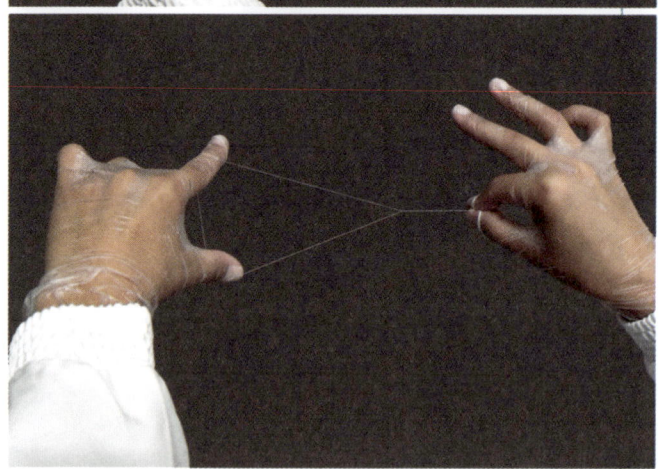

2 Agora que a linha não tem mais nenhuma ponta solta, colo-que os dedos indicador e polegar da mão não dominante na extremidade oposta (foto superior). Em seguida, faça 12 voltas girando a mão não dominante (foto ao centro), para obter um trecho de linha torcida (foto inferior).

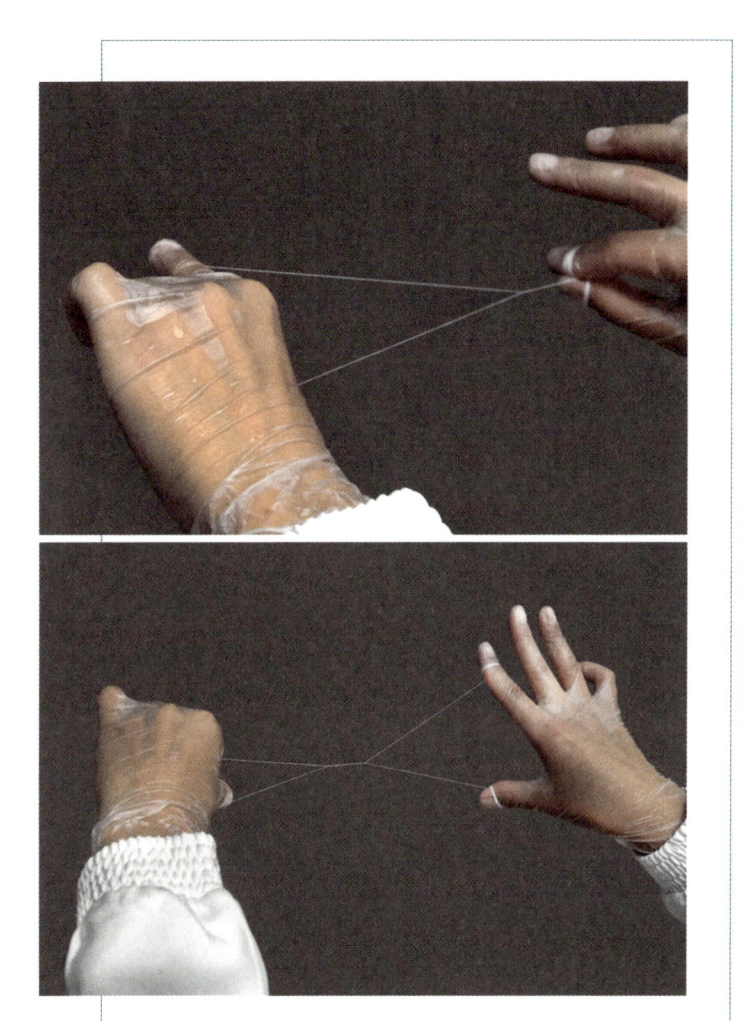

3 Usando sempre o indicador e o polegar, faça movimentos de abrir e fechar, formando um triângulo em cada mão conforme executa esse abre-e-fecha.

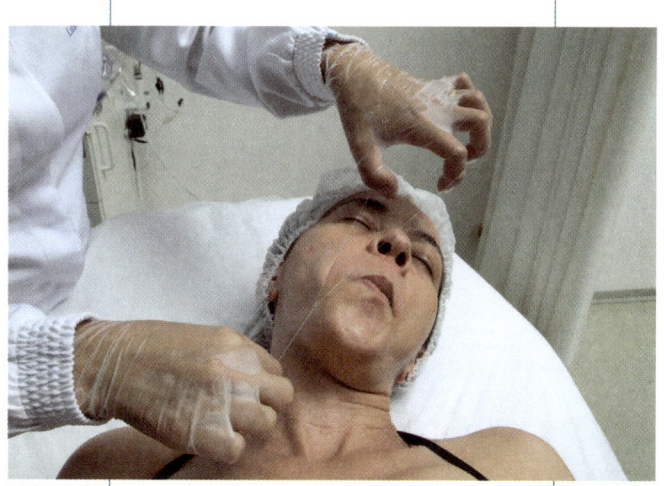

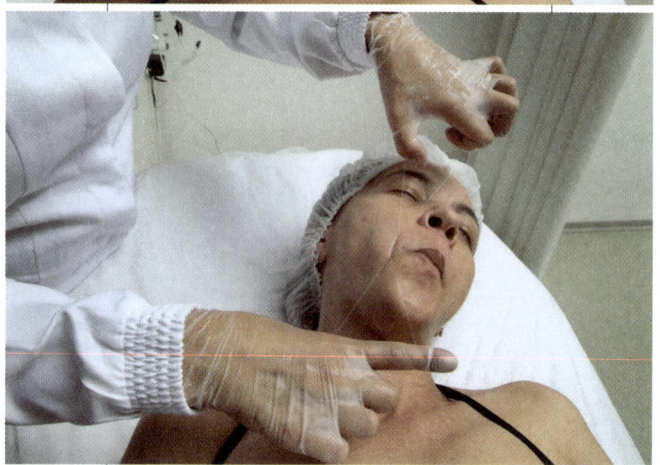

4 Peça para a cliente realizar movimentos com a língua para projetar e esticar a região a ser depilada. Posicione a linha com leve pressão. O trecho de linha torcida por causa das 12 voltas feitas é o ponto em que ocorrerá a extração dos pelos. Deslize a linha na pele no sentido contrário ao do crescimento dos pelos, com movimentos contínuos de abrir e fechar os dedos.

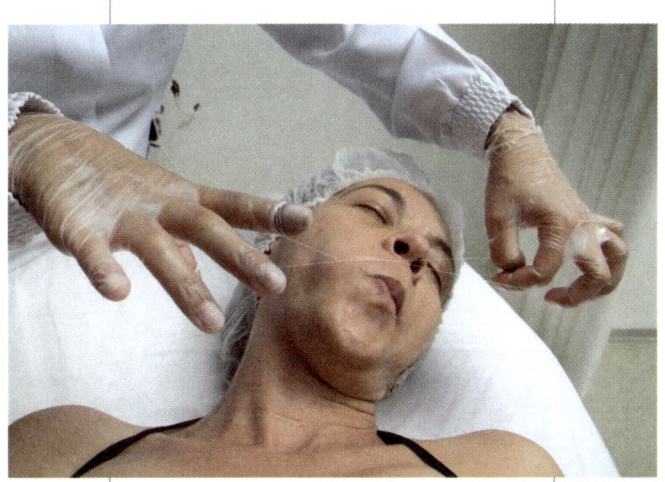

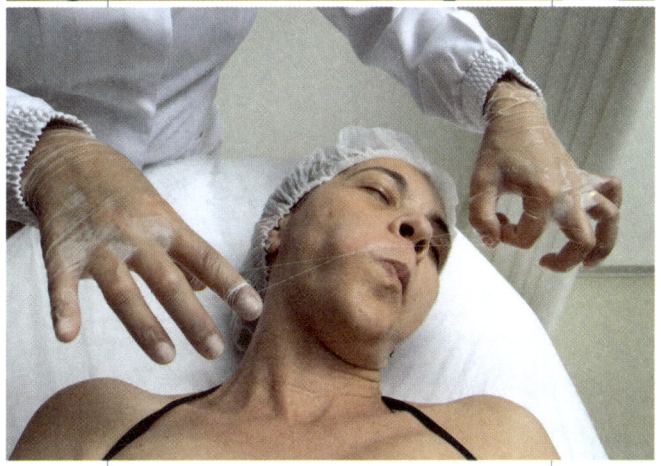

5 Faça isso com suavidade e, ao mesmo tempo, com um pouco de pressão. Enquanto o polegar e o indicador de uma mão estão abertos, os da outra precisam estar fechados. Esse movimento permite que os pelos sejam entrelaçados pela linha e extraídos pela raiz, sem lesionar a pele. Ao final do procedimento, descarte a linha e finalize com gel pós-depilatório.

DEPILAÇÃO DE QUEIXO E DE LATERAIS DO ROSTO

A pele do rosto, por estar bastante exposta à ação do tempo, torna-se mais sensível, e precisamos redobrar os cuidados na hora da depilação.

DEPILAÇÃO DE QUEIXO E DE LATERAIS DO ROSTO COM CERA QUENTE

Como dito anteriormente, a cera quente e a cera quente de baixa fusão são as mais recomendadas para o rosto. Elas devem ser utilizadas sempre conforme a regra de aplicar a cera no sentido do crescimento dos pelos e puxá-la rapidamente, esticando a pele, no sentido contrário.

Podemos repetir a aplicação da cera apenas uma vez; ou seja, realizar a primeira puxada e apenas uma outra mais em uma mesma região.

O pós-depilatório é o mesmo apresentado no caso do buço: algodão embebido em loção calmante para retirar eventuais resíduos (evite usar óleo removedor no rosto). Finalize com gel.

DEPILAÇÃO DE QUEIXO E DE LATERAIS DO ROSTO COM LINHA

Após higienizar a região com algodão embebido em loção pré-depilatória, peça para a cliente manter as **laterais do rosto** esticadas com o auxílio das mãos, deixando a pele bem lisa. Para depilar, faça os movimentos de deslizar abrindo e fechando já explicados anteriormente. Ao final do processo, aplique gel pós-depilatório.

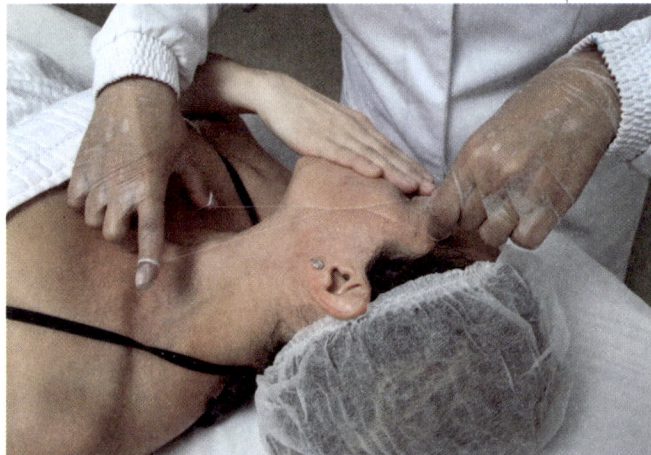

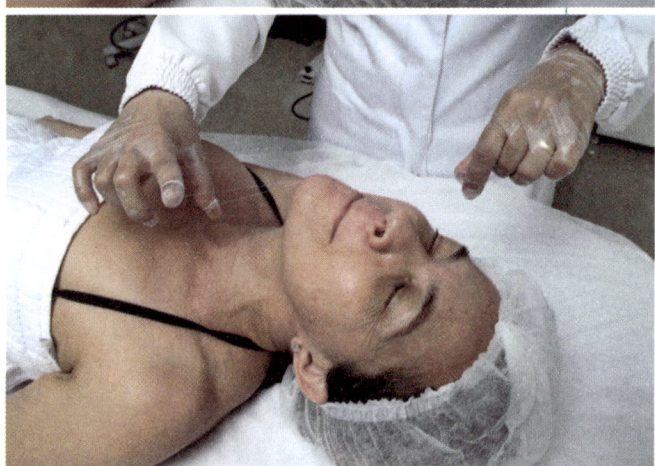

No caso do **queixo**, peça para a cliente projetá-lo para a frente, de forma que ele fique esticado, e os lábios, pressionados. Ao final do processo, passe gel pós-depilatório.

DEPILAÇÃO DE AXILAS

Os pelos das axilas são mais escuros e espessos. São pelos terminais e estão em uma região úmida, por causa do suor. Podem ter atrito com roupas e com a pele. Ou seja, estamos falando de uma região sensível. Por isso, recomendo o uso de cera quente ou de cera quente de baixa fusão.

Os pelos das axilas geralmente crescem de forma desordenada, de modo que pode ser necessário fazer a depilação por partes, área por área, observando sempre o sentido do crescimento dos pelos.

DEPILAÇÃO DE AXILAS COM CERA QUENTE

Os pelos mais resistentes que não sejam extraídos com a cera podem ser retirados com pinça (desde que em pouca quantidade). Ao término do procedimento, se tiver usado pinça descartável, envolva-a em papel-toalha antes de depositá-la na lixeira, para que não rasgue o saco de lixo. A pinça de metal deve ser esterilizada antes de ser utilizada novamente em outra pessoa.

1 Após fazer a assepsia da axila com algodão embebido em loção higienizante, procure passar seu dedo para detectar o sentido do crescimento dos pelos. Então, com a espátula, aplique a cera no sentido do crescimento, afunilando no final para que fique uma ponta. Aguarde a cera endurecer.

2 Esticando a pele, puxe rapidamente a cera no sentido contrário ao do crescimento dos pelos e rente à pele. Logo após a puxada, coloque sua mão sobre a área depilada e exerça uma pressão moderada, para proporcionar conforto e bem-estar à cliente.

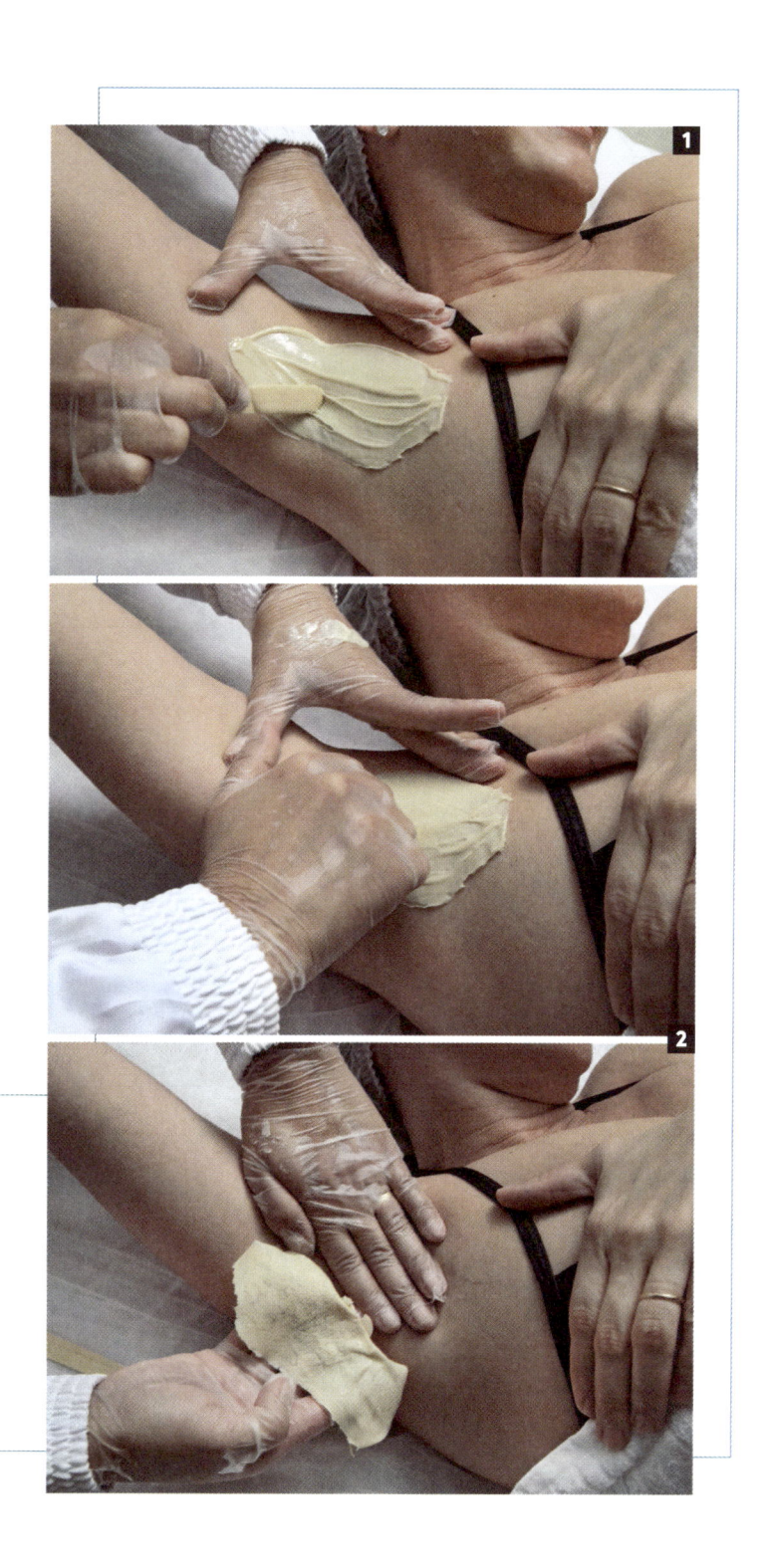

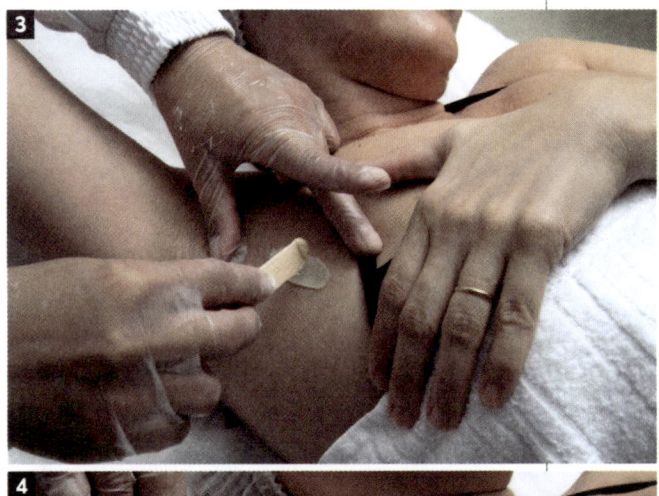

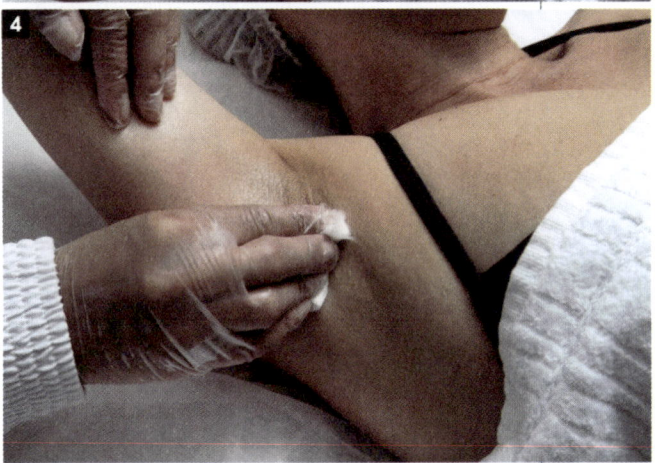

3 Faça essa mesma operação até que toda a axila tenha sido depilada. Se necessário, repita. O recomendado é repetir apenas uma vez a depilação (ou seja, no máximo duas puxadas em um mesmo lugar). Vá descartando a cera utilizada na lixeira.

4 Aplique gel pós-depilatório e, caso haja resíduo de cera, passe óleo removedor utilizando algodão (foto 4). Se necessário, depois retire algum excesso do óleo com lenço de papel. Usar o gel antes do óleo faz com que as propriedades dos ativos do gel sejam mais bem aproveitadas, pois o óleo pode impedir a absorção desses ativos. Assim, o óleo finaliza o processo, e seu uso não deve ser dispensado, já que ele é importante para "segurar" a hidratação e suavizar a pele.

DEPILAÇÃO DE VIRILHA

Os pelos da virilha são mais grossos e pigmentados. Assim como as axilas, a virilha é uma região bastante úmida e sensível, levando à recomendação de usarmos a cera quente ou a cera quente de baixa fusão.

Os pelos da virilha crescem de forma desordenada, então o melhor caminho é realizar a depilação em partes, tal qual foi explicado na depilação das axilas.

DEPILAÇÃO DE VIRILHA COM CERA QUENTE

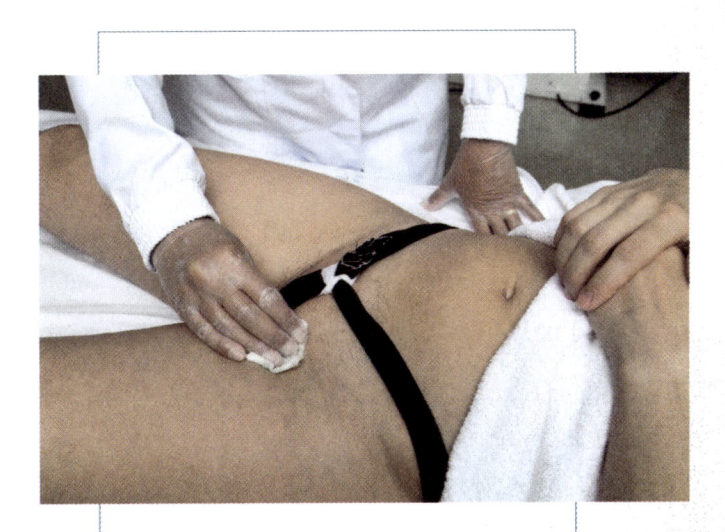

1 Amarre a calcinha da cliente com um pedaço de TNT (ou lhe ofereça uma calcinha descartável) e realize a assepsia da região com algodão embebido em loção pré-depilatória.

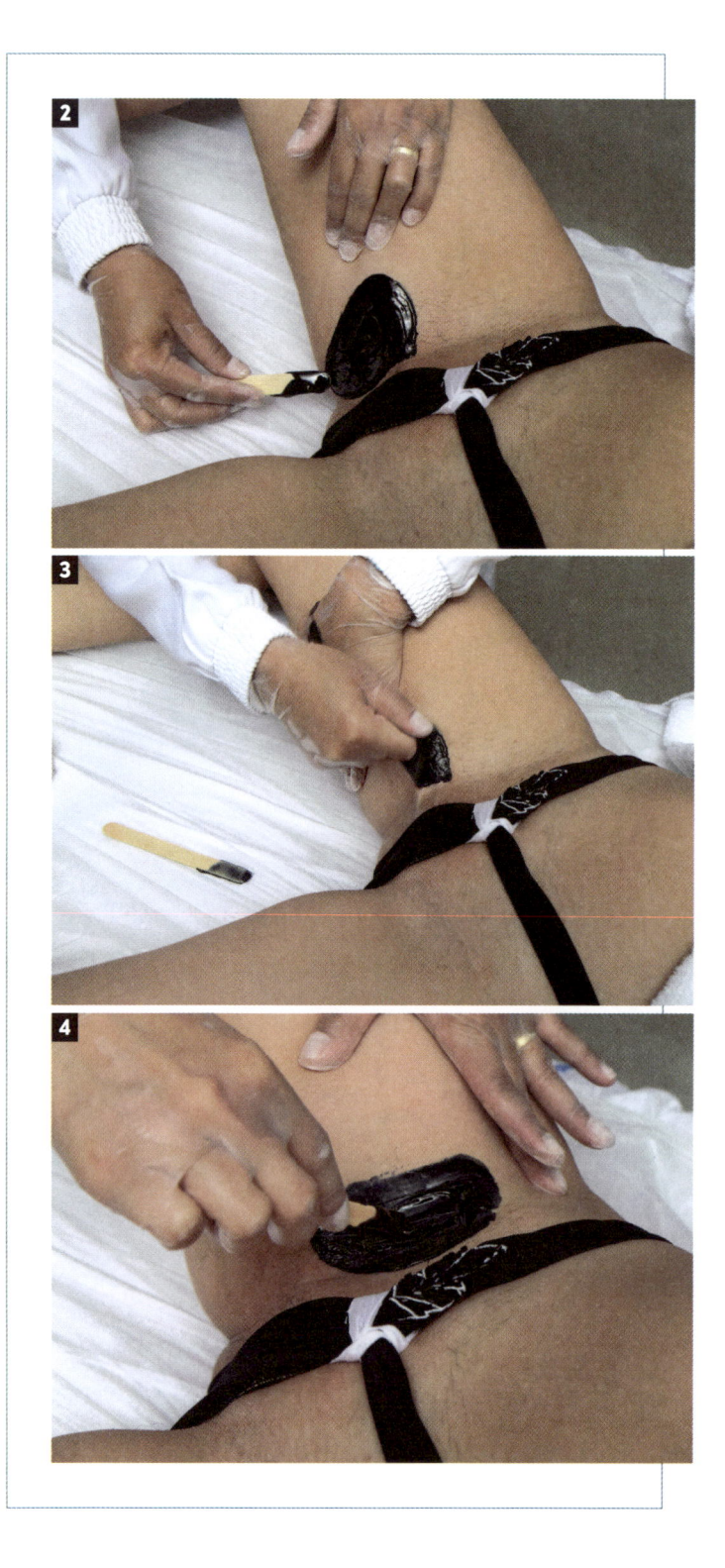

2 Com a cliente deitada de barriga para cima e de pernas dobradas, use a espátula para aplicar a cera em um dos lados da virilha, no sentido do crescimento do pelo, afunilando um pouco em uma extremidade.

3 Após a cera endurecer (sinta com o toque se ela não gruda mais em seus dedos), estique a pele da cliente usando uma mão e, com a outra, utilize a espátula para começar a descolar a cera na extremidade em que ela será puxada. Em seguida, faça o movimento rápido e rente à pele de puxar, sempre no sentido contrário ao do crescimento dos pelos. Repita a operação no outro lado. Em cada área, faça no máximo duas aplicações/puxadas de cera.

4 Com a cliente ainda deitada, com a espátula aplique a cera no sentido do crescimento do pelo, formando uma gota, na região pubiana (em apenas um dos lados). Aguarde a cera endurecer, estique a pele e puxe rápido a cera no sentido contrário ao do crescimento do pelo e rente à pele. Faça o mesmo no outro lado. Em cada lado, realize no máximo duas aplicações/puxadas de cera.

5 Se necessário, finalize com pinça, esticando bem a pele para amenizar a dor. Aplique gel pós-depilatório e finalize com óleo removedor.

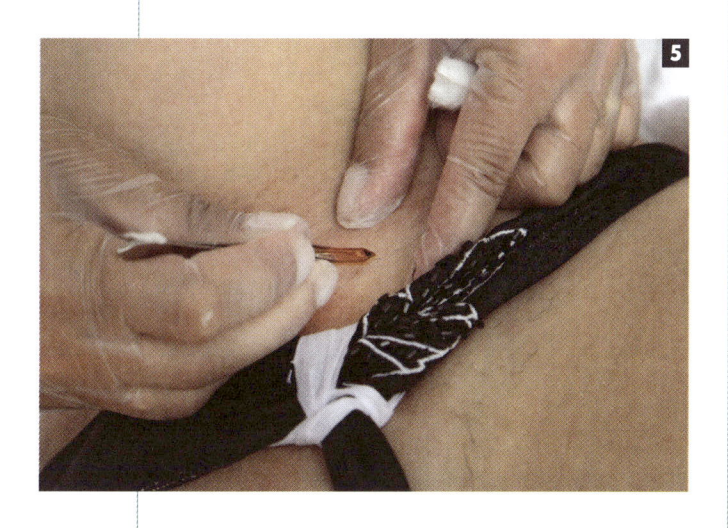

DEPILAÇÃO DE PERNAS

As pernas são uma das regiões mais solicitadas nos espaços de depilação. Embora seja considerada prática de depilar pelos profissionais, requer alguns cuidados, já que pode haver variação de pelos (por exemplo, mais finos na região abaixo do joelho e mais grossos nas coxas, e vice-versa). Além disso, algumas áreas apresentam maior sensibilidade (como a parte interna da coxa e o joelho).

O procedimento é feito em ½ perna (depilação da área do joelho e da perna abaixo dele) e em perna inteira. Pode ser realizado com a cera *roll-on* ou a quente.

Em ambos os métodos, existem duas opções de pós--depilatório. A primeira é, ao término da extração dos pelos, aplicar o óleo removedor de cera para retirar algum resíduo e depois passar gel pós-depilatório (calmante e regenerador da pele). A segunda é usar o gel antes, e o óleo, depois. Essa segunda alternativa é utilizada em alguns casos porque o óleo pode reduzir a absorção dos ativos do gel.

DEPILAÇÃO DE PERNAS COM CERA QUENTE

Embora a utilização da cera quente seja um pouco mais cara para o profissional do que a *roll-on*, muitos clientes a preferem para a depilação de pernas. A mais indicada é a de baixa fusão. Por ser mais elástica do que a cera tradicional, ela pode ser aplicada em uma grande extensão, como é o caso das pernas, sem se romper.

A assepsia é fundamental para obter um bom resultado na extração dos pelos e para evitar encravamentos. Em caso de depilação de ½ perna, passe o algodão embebido em loção higienizante do joelho para baixo. Se for depilação de perna inteira, aplique o higienizante em toda a extensão das pernas, desde as coxas.

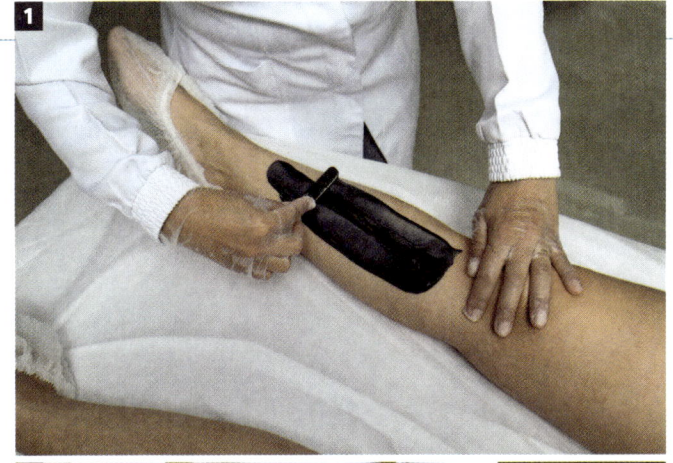

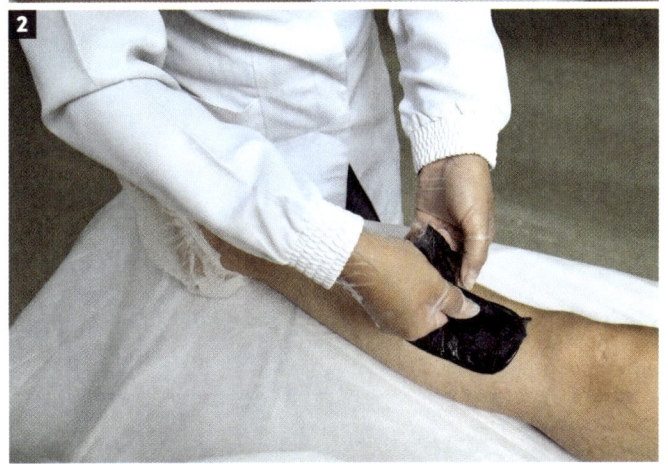

1 Com a espátula aplique, na perna esticada, uma porção de cera espessa e extensa (aproximadamente 20 cm), começando da região abaixo do joelho e seguindo o crescimento dos pelos.

2 Após a cera endurecer, puxe-a rapidamente no sentido contrário e rente à pele. Faça o mesmo até duas vezes em uma mesma área. Se necessário, use a pinça para retocar.

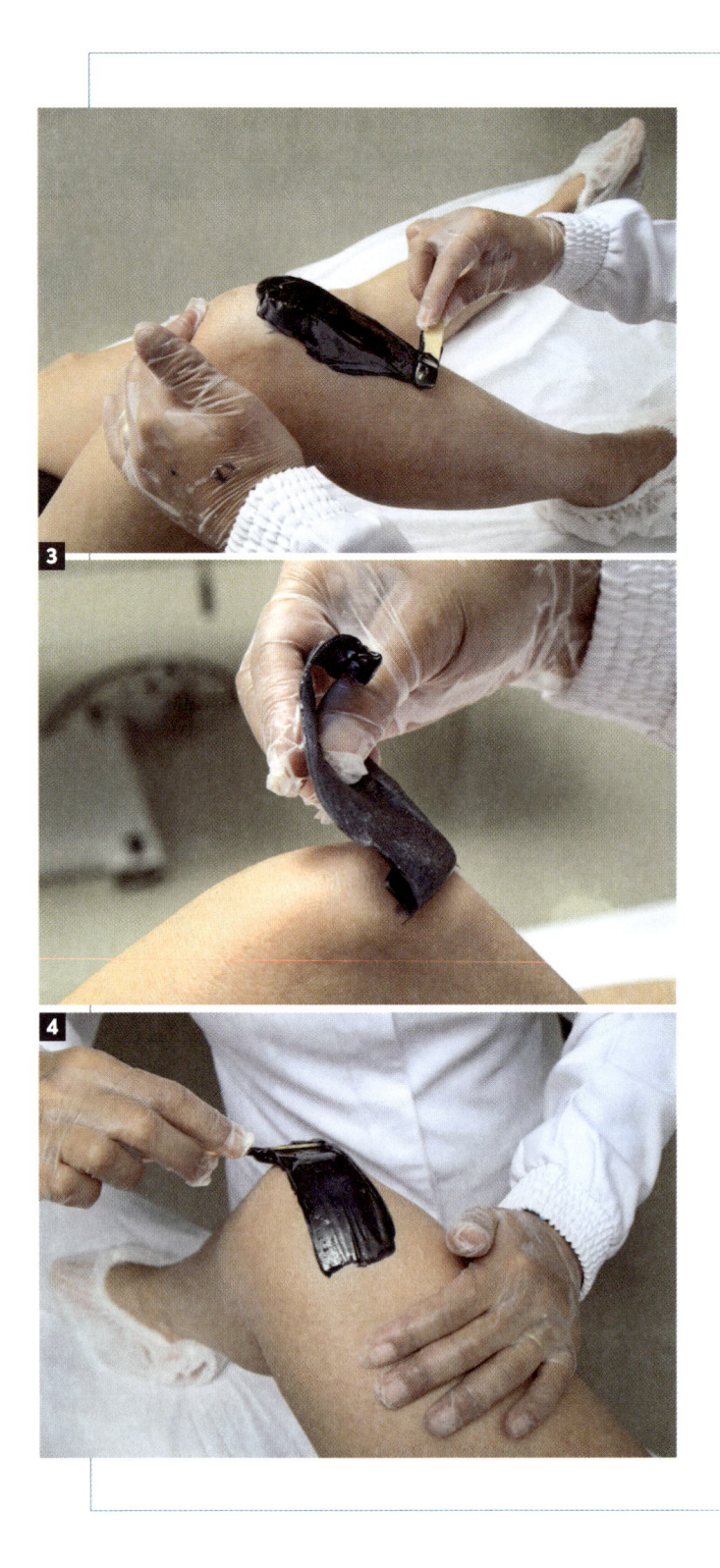

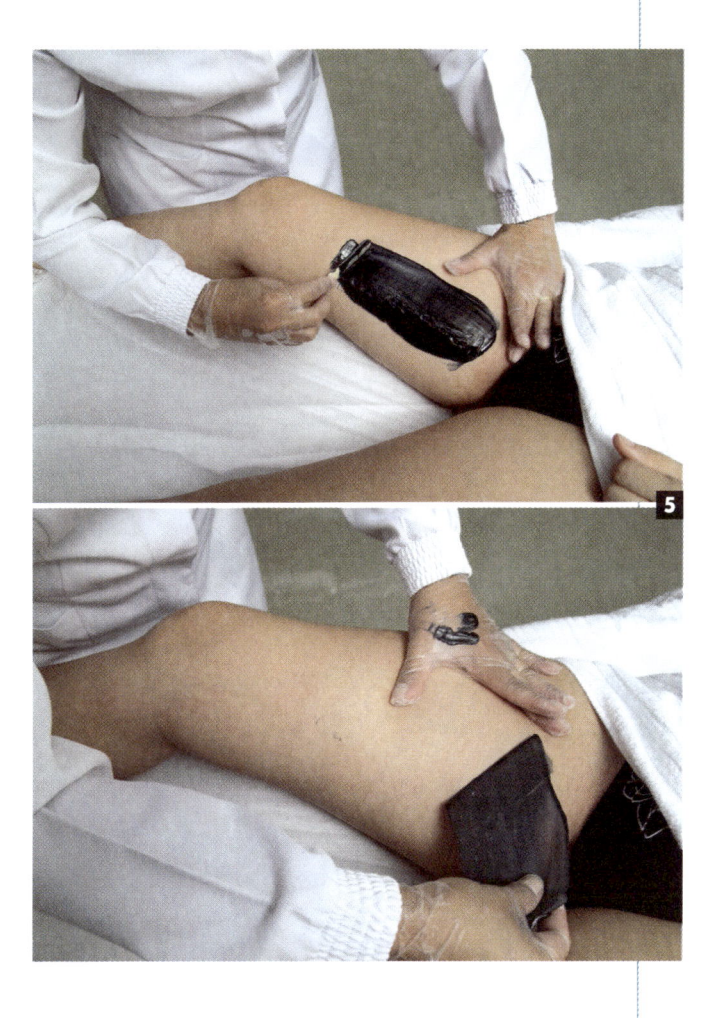

3 Para depilar o joelho, dobre a perna da cliente. Primeiro, faça a extração da metade do joelho para baixo. Passe a cera, espere endurecer e puxe.

4 Depois, depile a parte de cima do joelho. Aqui também vale a regra de passar a cera no máximo duas vezes no mesmo local.

5 Na coxa, aplique uma porção de uns 20 cm de cera espessa, começando quatro dedos abaixo da virilha e indo até acima do joelho. Espere endurecer e puxe. Para depilar a parte interna, faça o mesmo, só que com a perna da cliente um pouco dobrada, como mostram as fotos.

6 Na parte posterior da perna, com a cliente de bruços, repita todo o procedimento, tomando um cuidado maior na dobra atrás do joelho, que é uma área mais sensível. Ao término da depilação, finalize com os produtos pós--depilatórios (gel calmante e óleo removedor).

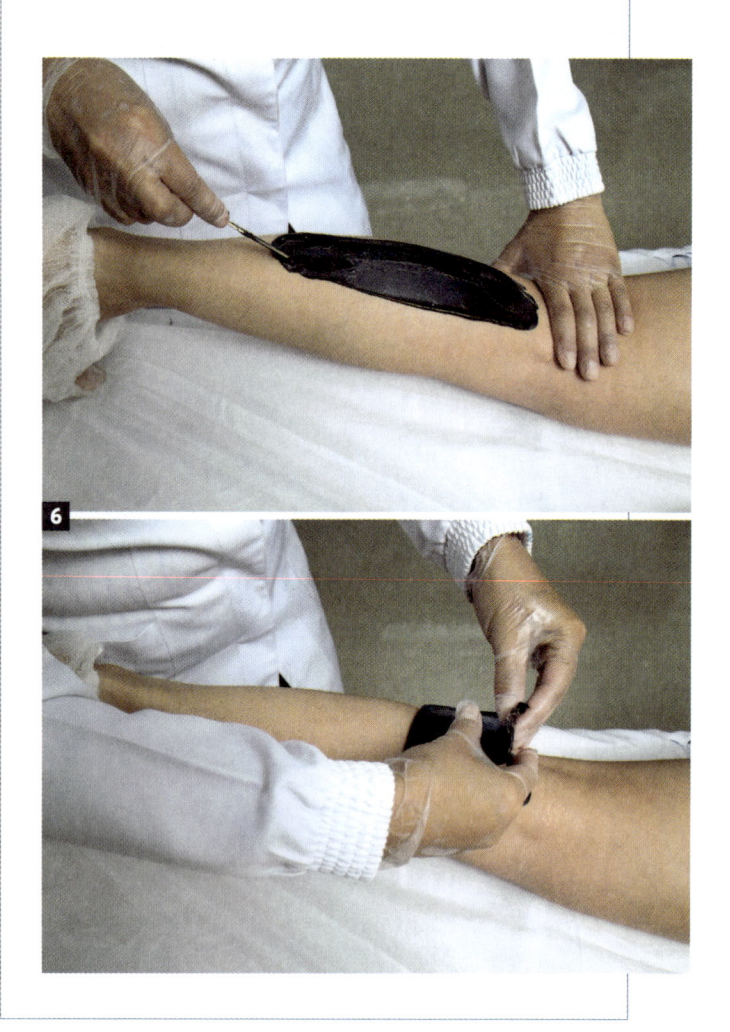

DEPILAÇÃO DE PERNAS COM *ROLL-ON*

Como dito antes, a cera *roll-on* é muito utilizada para a depilação de pernas, pois, além de possibilitar um procedimento mais rápido e prático, tem custo menor.

Nesse sistema, o refil que contém a cera ainda dura é colocado em um dispositivo aquecedor, que a amolece. Usamos esse dispositivo montado com o refil dentro para passar a cera no cliente. Isso acontece graças ao rolo que existe na ponta do refil e transfere a cera para a pele. A cera aplicada é retirada em diversas puxadas com um pedaço de TNT. Podemos comprar rolos com os pedaços de TNT já no tamanho recomendado (cerca de 20 cm).

Aqui também é preciso passar a cera no sentido do crescimento dos pelos e puxar no sentido contrário. Caso sobrem alguns pelos, não devemos passar o rolete de novo na pele, porque esta cera é mais aderente e pode deixar o local sensível. A recomendação é passar o rolete da cera no TNT, transferindo a cera para ele, e, com esse pedaço, fazer a extração dos pelos restantes.

Por causa da maior aderência da cera, deve ser evitada a aplicação direta na parte interna da coxa, no joelho e na dobra da perna atrás dele. Nesses lugares, também usamos a técnica de passar o rolete no TNT e fazer a remoção dos pelos com esse pedaço do tecido.

Conforme foi dito anteriormente, de maneira geral utilizamos um refil de cera para cada par de pernas, mas, dependendo da pessoa, a quantidade necessária pode ser maior, então a recomendação é ter sempre dois aparelhos para aquecimento da cera.

O TNT utilizado não pode ser reaproveitado em outro cliente, portanto descarte-o no final da depilação. O refil que contém a cera também não pode ser usado em outro cliente, pois devemos lembrar que o rolete tem contato direto com a pele.

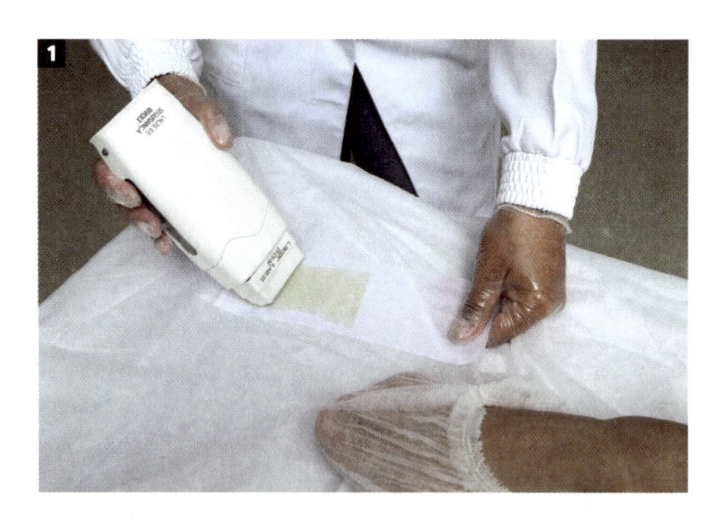

1 Com a cliente deitada para cima e após fazer a higienização em toda a região a ser depilada, retire o lacre da cera *roll-on* (ou seja, do refil) na frente da pessoa. Antes de passar a cera na perna, aplique-a em um pedaço do TNT, para que ocorra o primeiro rolamento.

2 Posicione o rolete na perna e faça a aplicação de forma suave por toda a extensão abaixo do joelho, seguindo o crescimento do pelo. Não há necessidade de apertar o dispositivo na perna da cliente.

3 Após a aplicação, coloque o TNT na pele (começando de baixo para cima) e, com a palma da mão, deslize com fricção três vezes sobre o tecido. Esse movimento ajuda a cera a aderir melhor à pele.

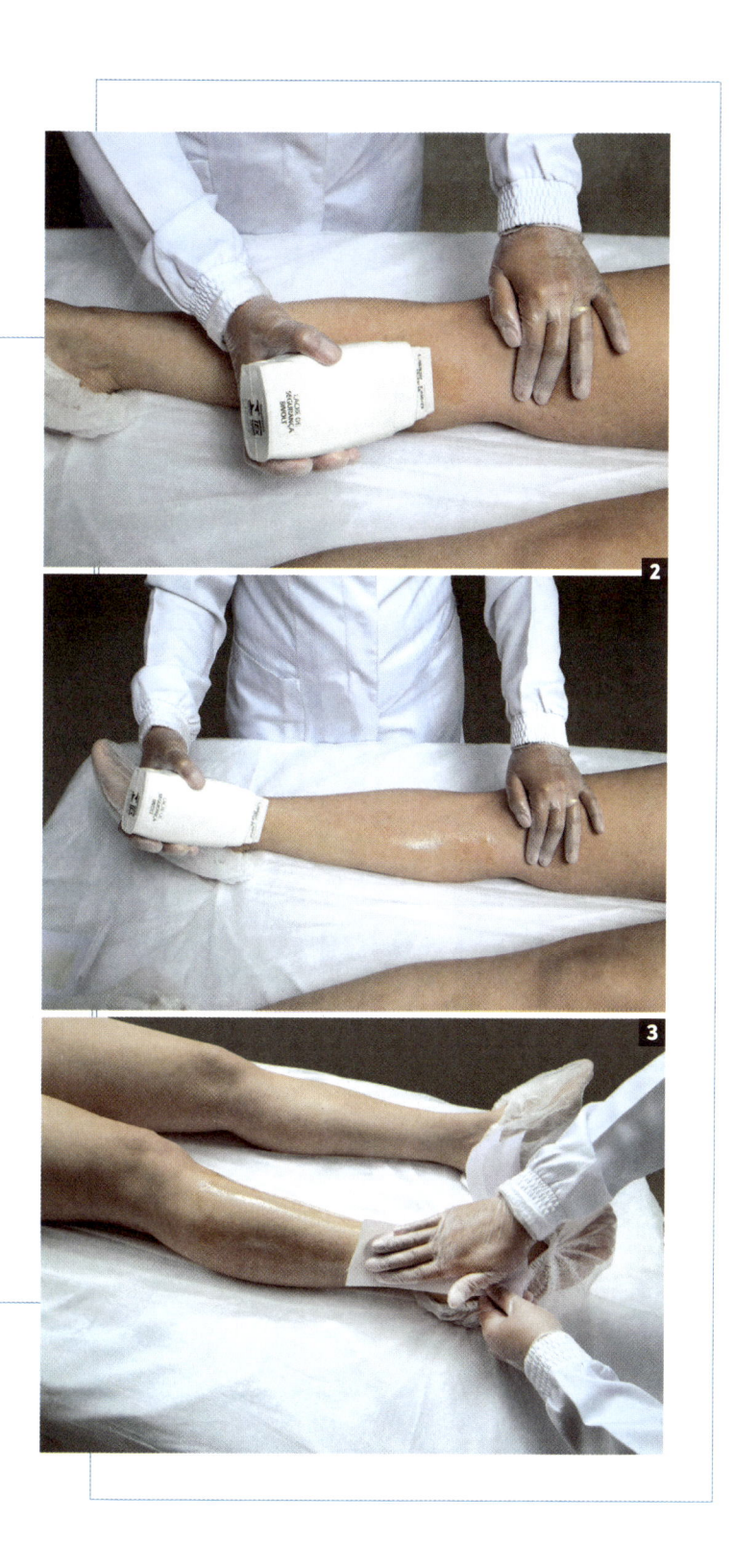

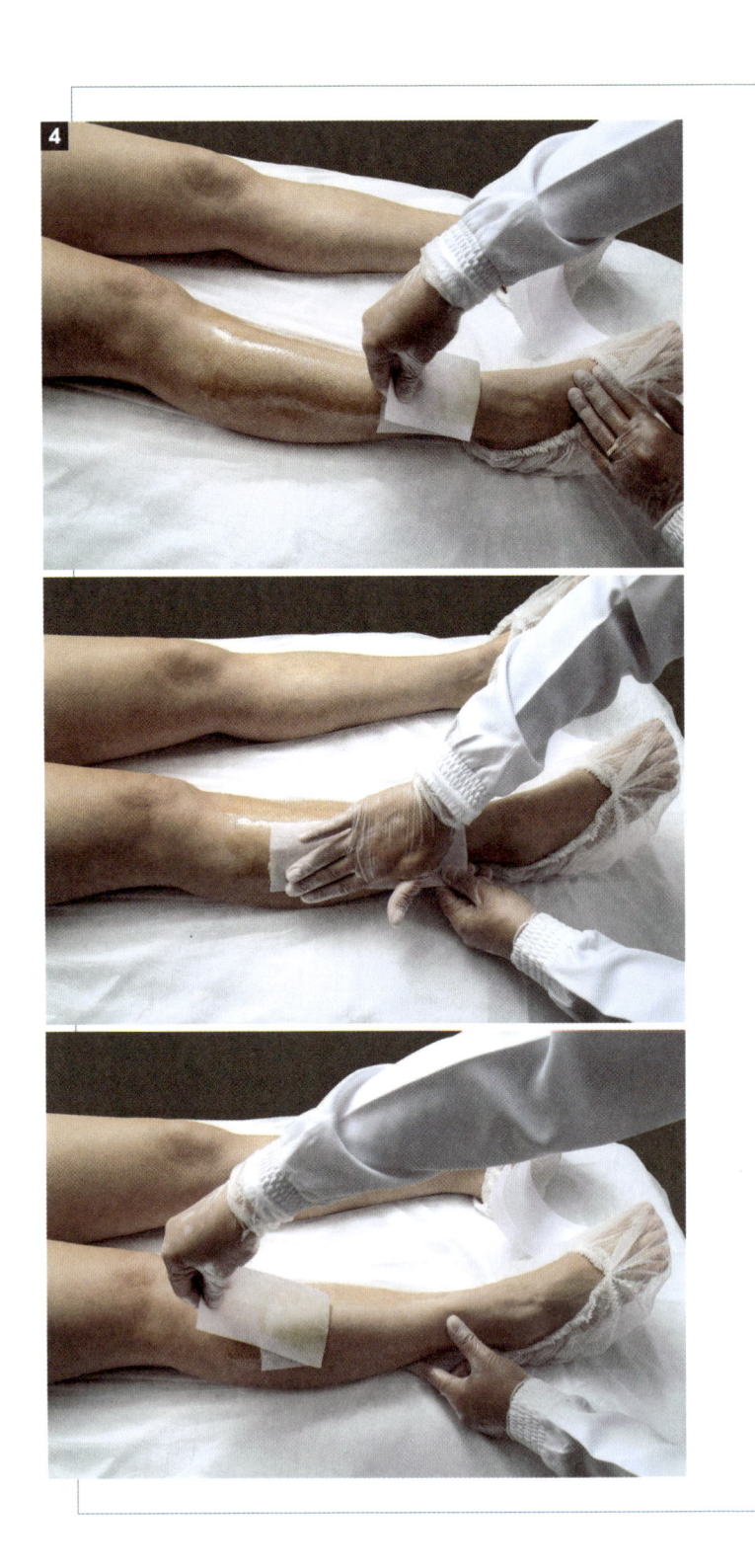

4 Puxe no sentido contrário ao do crescimento dos pelos, de forma rápida e rente à pele. Vá repetindo a operação, de baixo para cima, até extrair os pelos de toda a faixa de cera. Faça isso em toda a perna abaixo do joelho.

5 A região do joelho, embora tenha uma pele mais grossa, é uma área sensível. Evite aplicar a cera do *roll-on* diretamente. Em vez disso, passe o rolete no TNT para aplicar a cera nele e com esse TNT faça a depilação.

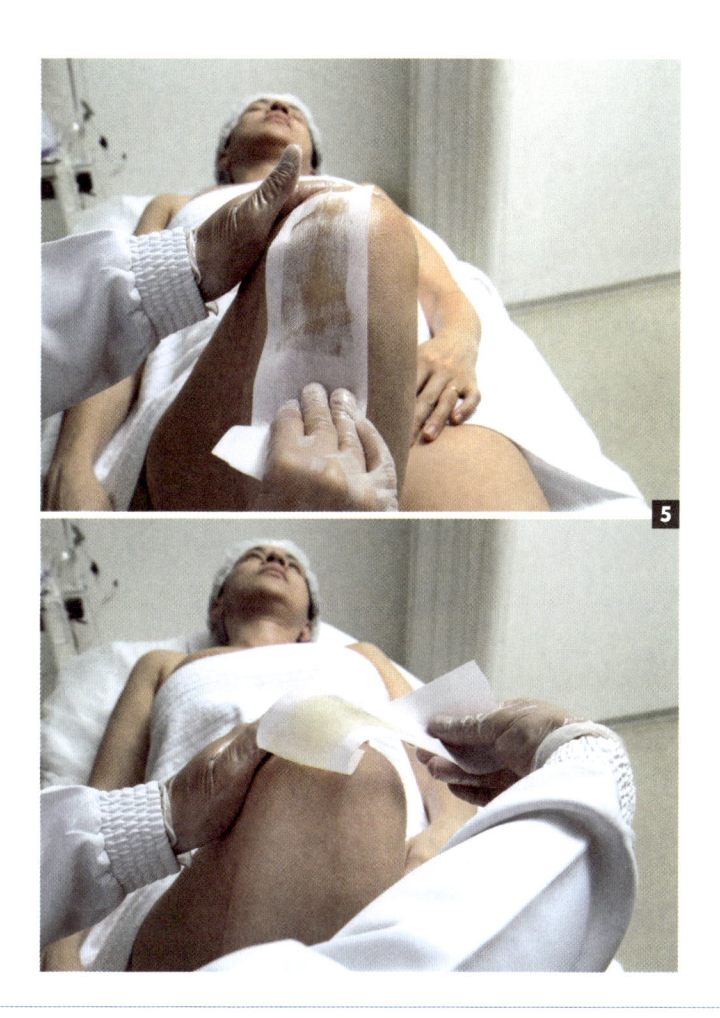

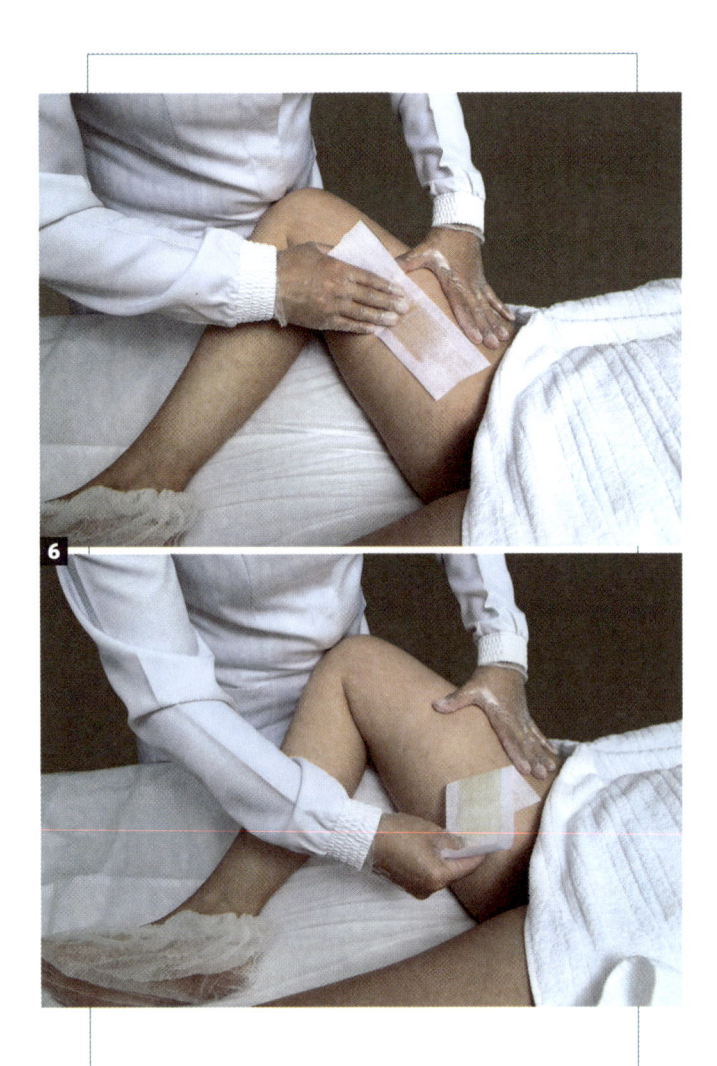

6 Use também a cera aplicada no TNT para depilar a parte interna da coxa, pois é uma região muito sensível, e passar o rolete diretamente na pele poderia causar hematomas. Caso o cliente tenha pelos muito resistentes, pode ser utilizada a cera quente. Nas outras partes da coxa, o rolete pode ser usado diretamente na pele.

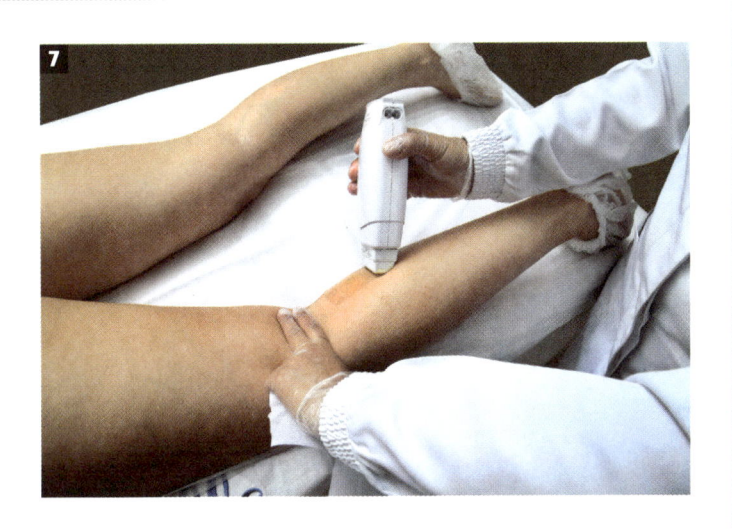

7 Na parte posterior das pernas, pode ser realizado o procedimento normal, apenas tomando o cuidado de preservar a região que fica atrás do joelho. Nessa área, o rolete deve ser passado no TNT e não diretamente na pele. Terminada a depilação, aplicamos os produtos pós-depilatórios (gel calmante e óleo removedor).

DEPILAÇÃO DE NÁDEGAS

A depilação de nádegas, para algumas pessoas, é considerada uma extensão do procedimento de pernas. Os pelos podem ser extraídos com cera quente ou com a *roll-on*.

DEPILAÇÃO DE NÁDEGAS COM CERA QUENTE

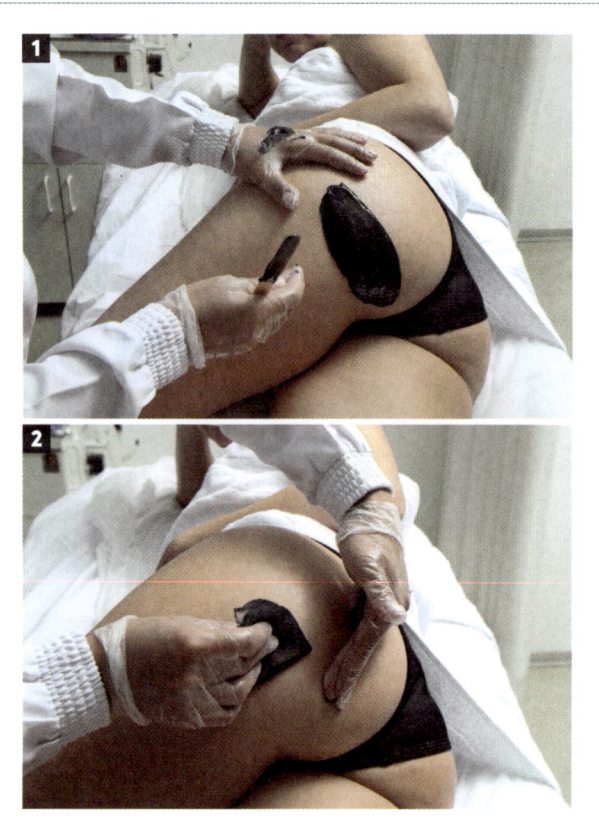

1 Com a cliente de bruços, higienize a área com algodão embebido em loção pré-depilatória. Depois, posicione a cliente deitada de lado. A perna de baixo fica estendida, e a de cima, dobrada, para esticar a dobra da prega glútea. Aplique com a espátula uma camada espessa de cera no sentido do crescimento do pelo.

2 Quando endurecer, puxe-a no sentido contrário, rente à pele, que precisa estar bem esticada. Caso seja necessária reaplicação, lembre que são no máximo duas em um mesmo local. Finalize com os produtos pós-depilatórios (gel calmante e óleo removedor).

DEPILAÇÃO DE NÁDEGAS COM *ROLL-ON*

Não se esqueça de fazer o primeiro rolamento no pedaço de TNT.

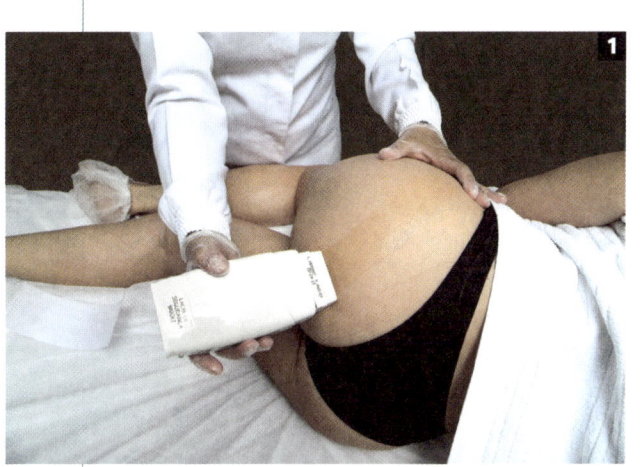

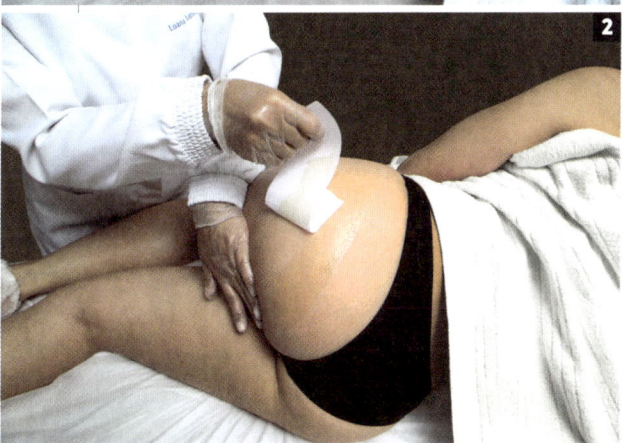

1 Com as nádegas já higienizadas e a cliente na mesma posição apresentada na depilação com cera quente, passe o rolete na área a ser depilada, no sentido do crescimento dos pelos.

2 Com o TNT, faça a extração. Caso seja necessário aplicar novamente, nessa segunda vez não passe o rolete diretamente na pele. Aplique primeiro a cera no TNT e faça a depilação apenas nos locais em que sobraram pelos. Finalize com os produtos pós-depilatórios (gel calmante e óleo removedor).

OUTRAS REGIÕES: BRAÇOS, DEDOS, NUCA

Na depilação de braços e dedos podemos usar as ceras quente e *roll-on*. Na nuca, utilizamos apenas a quente. No braço, a cera quente de baixa fusão é a mais recomendada, não só pelo conforto como também pela maior elasticidade.

DEPILAÇÃO DE BRAÇOS COM CERA QUENTE

1 Após a assepsia com algodão embebido em loção higienizante, aplique com a espátula uma camada espessa de cera no sentido do crescimento do pelo.

2 Após a cera endurecer, puxe-a no sentido contrário rapidamente e rente à pele, que precisa estar bem esticada. Se necessário, repita apenas uma vez. Finalize com os produtos pós-depilatórios (gel calmante e óleo removedor, na ordem que considerar mais adequada).

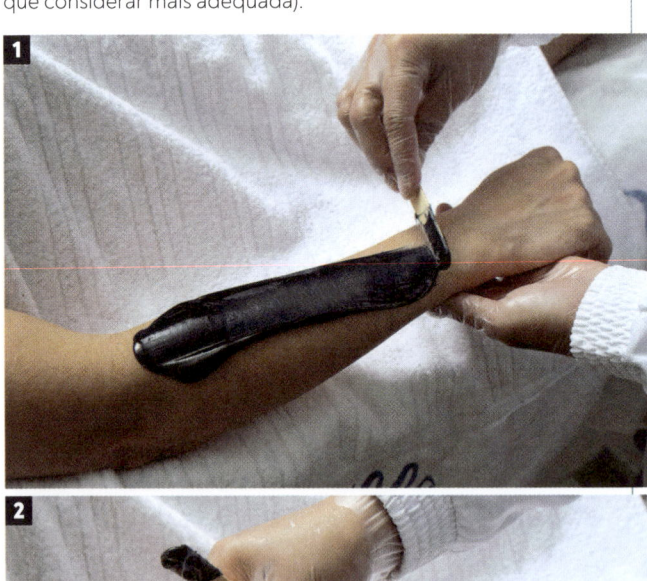

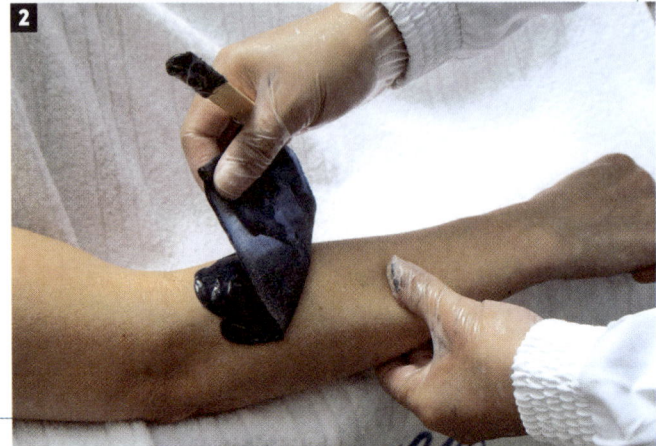

DEPILAÇÃO DE BRAÇOS COM *ROLL-ON*

Como sempre ocorre na depilação com este método, o primeiro rolamento deve ser feito no pedaço de TNT. Só depois é que o dispositivo é passado no braço.

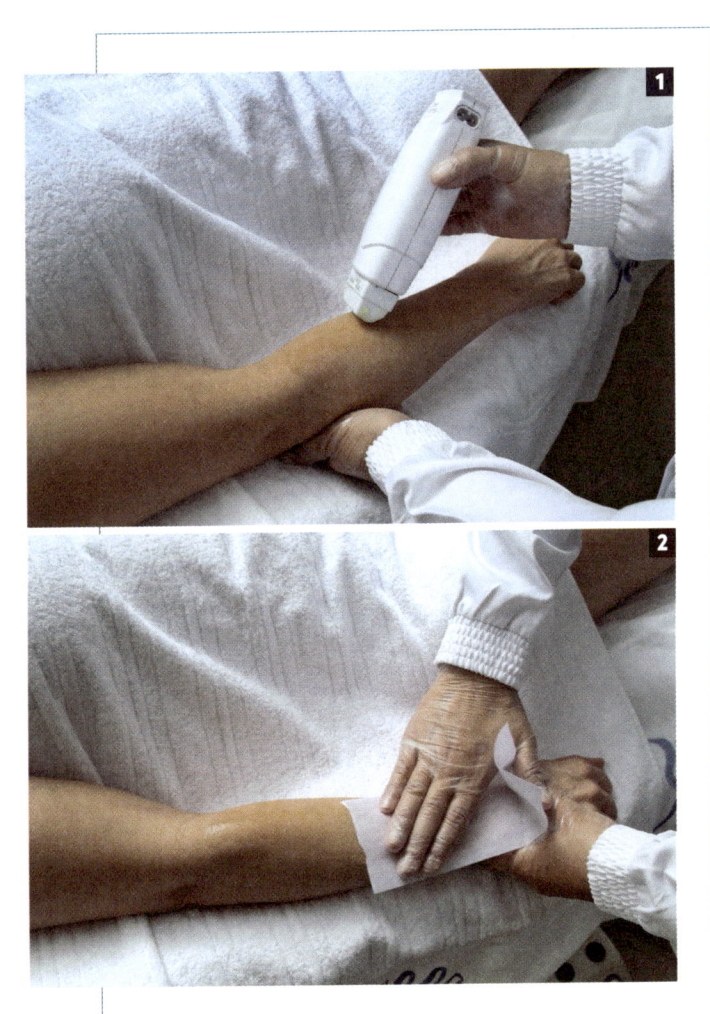

1 Após a higienização com algodão embebido em loção pré-depilatória, passe o rolete no sentido do crescimento do pelo. Com o TNT, faça a extração.

2 Caso seja necessário reaplicar, não passe o rolete diretamente na pele. Passe-o primeiro no TNT e, então, o TNT nos locais em que restaram pelos. Finalize com os produtos pós-depilatórios (gel calmante e óleo removedor).

DEPILAÇÃO DE DEDOS

A depilação é feita um dedo de cada vez. Não se esqueça de fazer antes a assepsia com algodão embebido em loção higienizante.

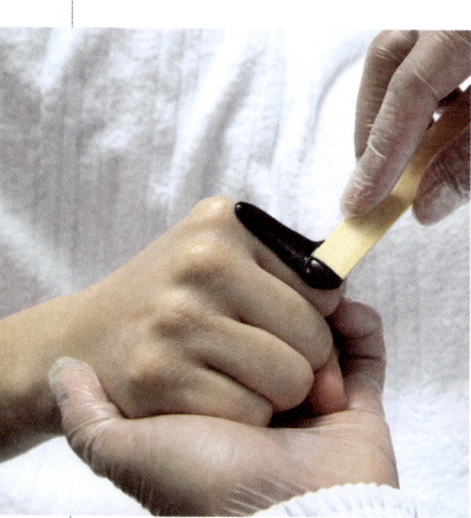
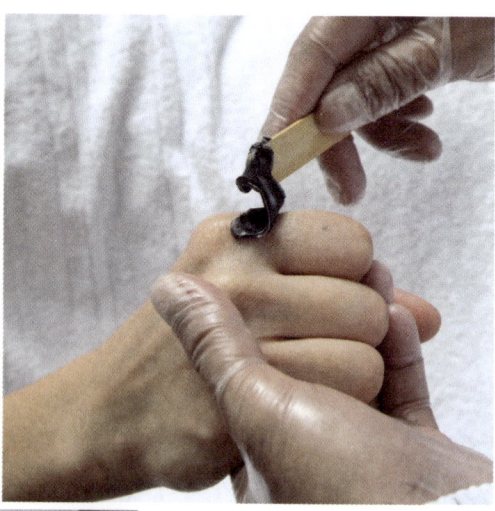

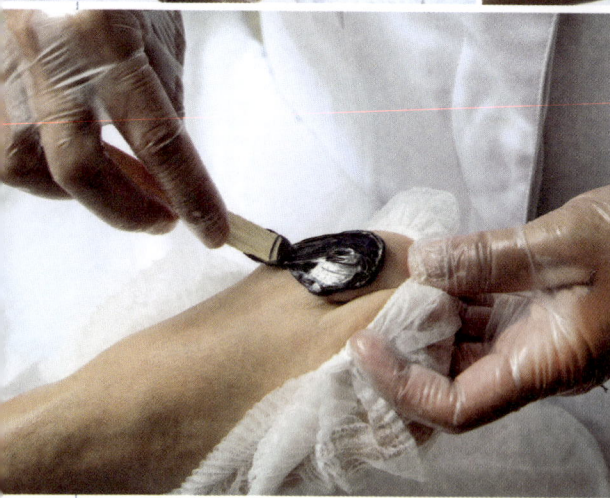

Nos **dedos da mão**, a cliente deve fechá-la, para esticar a pele. Os dedos ficam dobrados. No procedimento com cera, é possível aplicá-la duas vezes. Ao usar *roll-on*, em caso de repetição, passe o rolete no TNT e aplique o TNT pontualmente no local. Finalize com gel calmante.

As mesmas regras valem para os **dedos dos pés**. A cera quente pode ser reaplicada, mas a roll-on direto na pele, não. Porém dificilmente é preciso repetir a operação.

DEPILAÇÃO DE NUCA

Não é uma depilação muito comum, mas algumas clientes a solicitam. Por se tratar de uma região sensível e próxima ao couro cabeludo, recomendo a cera quente.

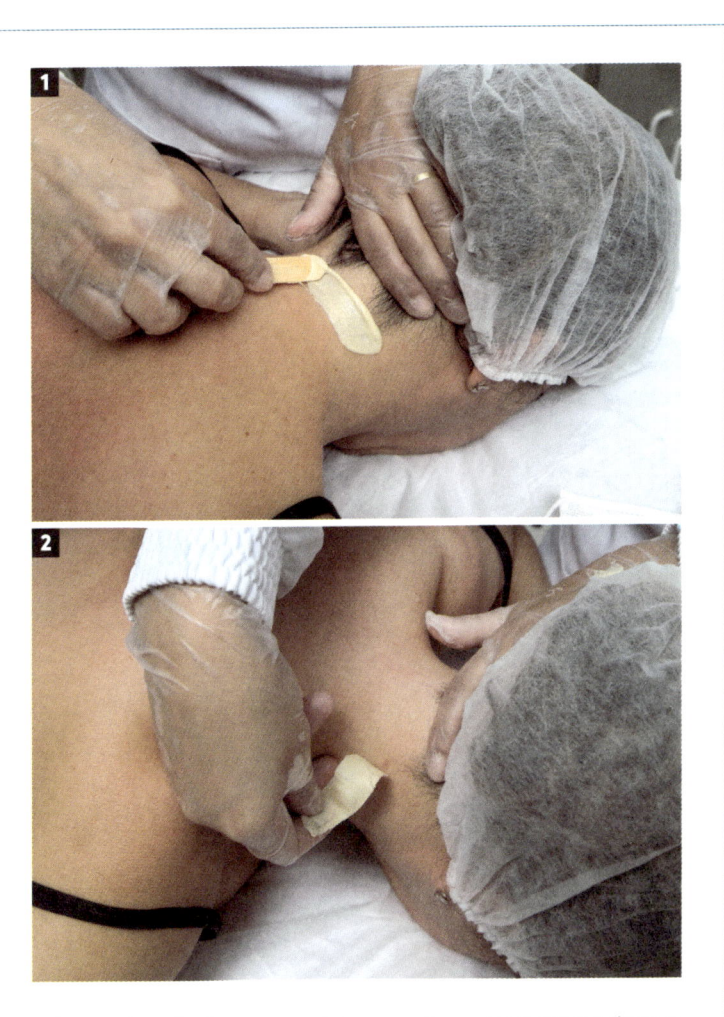

1 Acomode a cliente na maca de bruços e faça a higienização da nuca com algodão embebido em loção pré-depilatória. Com a espátula, pegue pouca quantidade de cera (o suficiente apenas para cobrir a ponta). Aplique no contorno da nuca, logo abaixo do couro cabeludo, seguindo o crescimento dos pelos. Faça isso em partes, ou seja, não na nuca inteira de uma vez.

2 Após a cera endurecer, puxe rapidamente e rente à pele, no sentido contrário. Se necessário, repita apenas uma vez. Caso persista algum pelo, pode ser extraído com pinça. Ao término de toda a extensão da nuca, aplique os produtos pós-depilatórios (óleo e gel).

DEPILAÇÃO DE PEITO MASCULINO

Como dito anteriormente, devemos reforçar o uso de EPIs na depilação masculina, pois, como os pelos são mais grossos, existe uma maior possibilidade de sangramento. A assepsia pré-depilatória também é fundamental, porque a pele dos homens geralmente é mais oleosa que a das mulheres.

Podemos usar a cera quente ou a *roll-on*, mas esta tem a vantagem de ser mais prática e econômica.

Os pelos masculinos são em grande quantidade, do tipo terminal (mais espessos) e irregulares, portanto é preciso ter atenção ao sentido do seu crescimento.

Além disso, devemos indicar ao cliente o uso de sabonetes bactericidas para os três dias seguintes à depilação. Esse procedimento ajuda a evitar contaminações, como a foliculite.

1 Após higienizar a região com algodão embebido em loção pré-depilatória, aplique com a espátula uma quantidade espessa de cera, fazendo uma faixa de aproximadamente 15 cm do tórax ao início do abdome.

2 Após a cera endurecer, puxe-a no sentido contrário, rapidamente e rente à pele. Caso seja necessário, repita apenas uma vez, para não deixar a pele sensível.

3 Depois de depilar o centro do peito, comece a aplicação da cera nas laterais, seguindo o sentido do crescimento dos pelos. Puxe a cera no sentido contrário ao do crescimento, rapidamente.

4 Após toda a extensão do peito ter sido depilada, aplique os produtos pós-depilatórios (óleo removedor e gel calmante).

DEPILAÇÃO DE PEITO MASCULINO COM CERA QUENTE

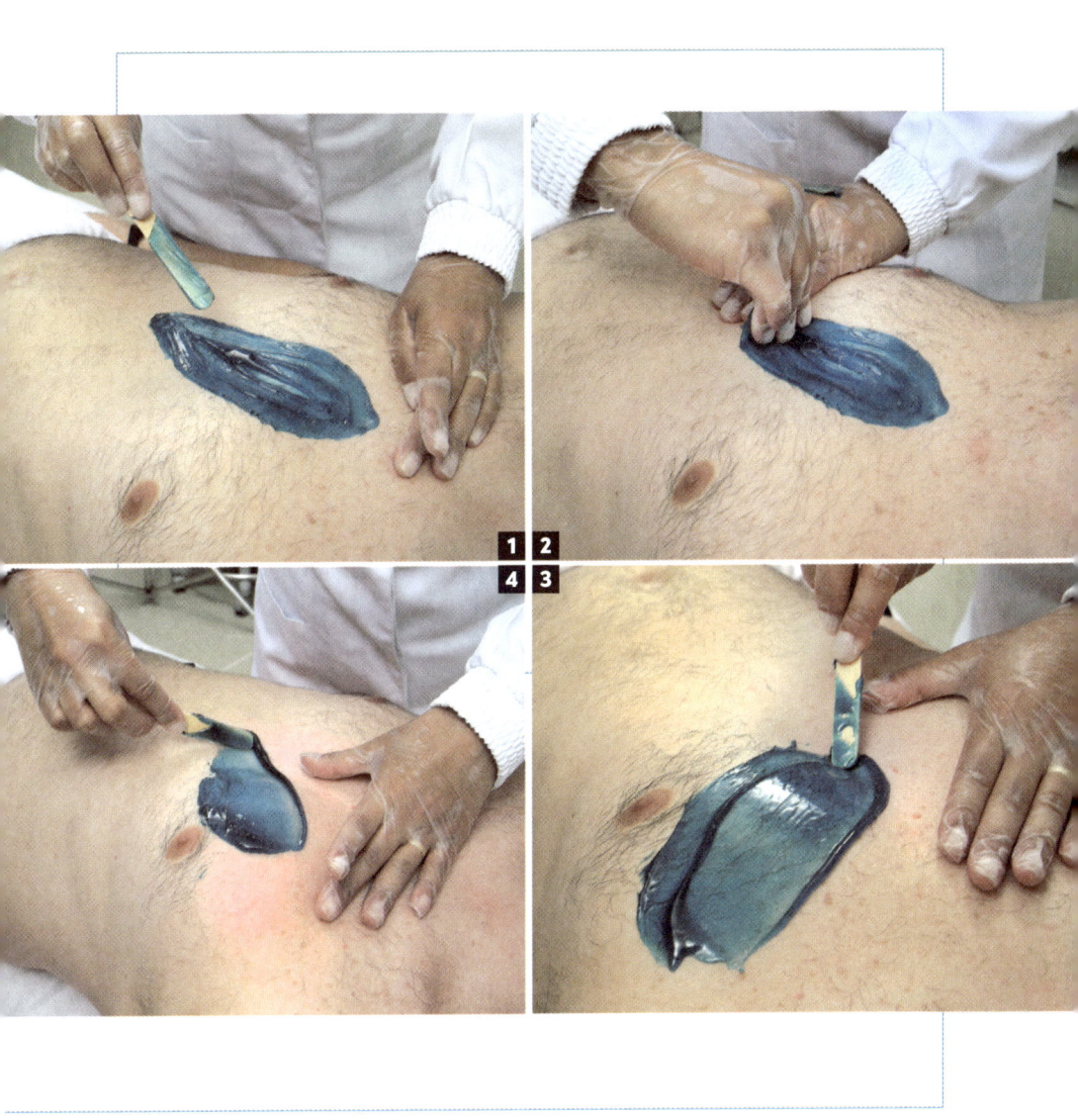

DEPILAÇÃO DE PEITO MASCULINO COM *ROLL-ON*

Usamos em média um refil de cera *roll-on* por depilação de peito, mas é importante aquecer dois refis antes de começar o trabalho, para o caso de uma extensão maior ou de quantidade a mais de pelos.

Não se esqueça de fazer o primeiro rolamento no pedaço de TNT.

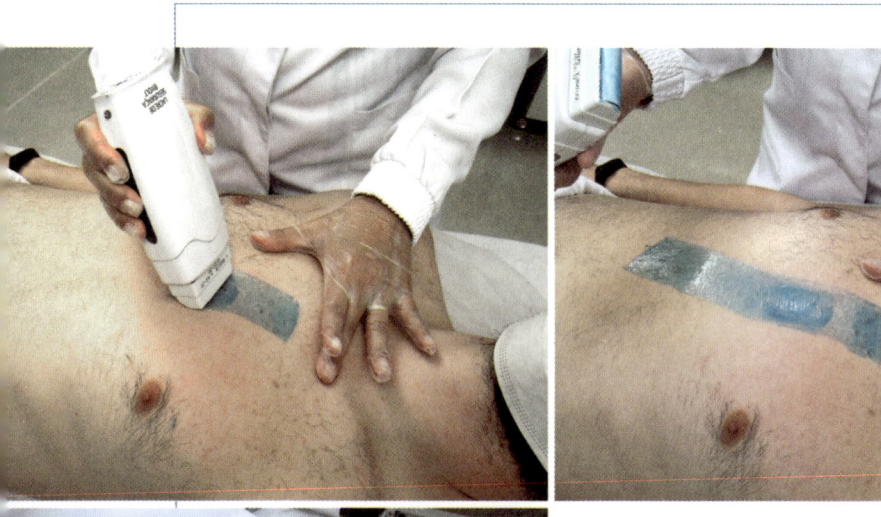 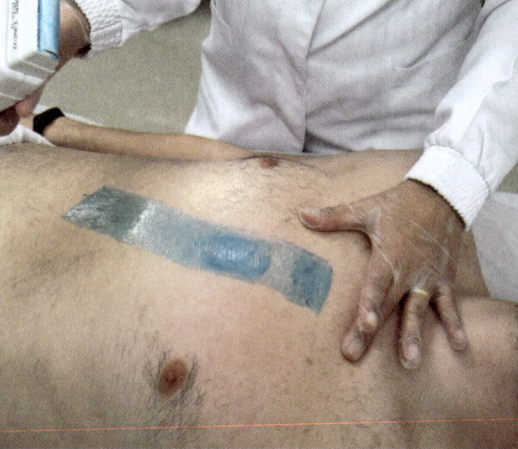

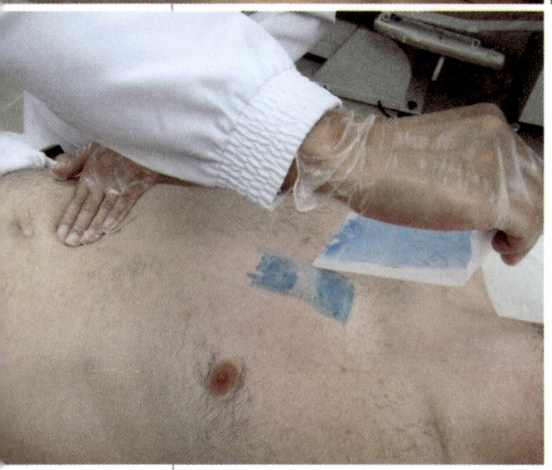

1 Após a assepsia, posicione o rolete no centro do peito e deslize suavemente para baixo, até o início do abdome. Aplique o pedaço de TNT sobre a cera que foi passada e friccione com a mão por cima do tecido, para aderir melhor à pele. Depois, puxe no sentido contrário ao da aplicação.

2 Depois de depilar o centro do peito, comece a aplicação da cera nas laterais, seguindo o sentido do crescimento dos pelos. Proteja o mamilo com o indicador da mão que não está segurando o dispositivo de *roll-on*.

3 Puxe o TNT no sentido contrário ao do crescimento dos pelos, rapidamente e rente à pele, lembrando que a pele deve estar bem esticada. Após toda a extensão do peito ter sido depilada, aplique os produtos pós-depilatórios (óleo e gel).

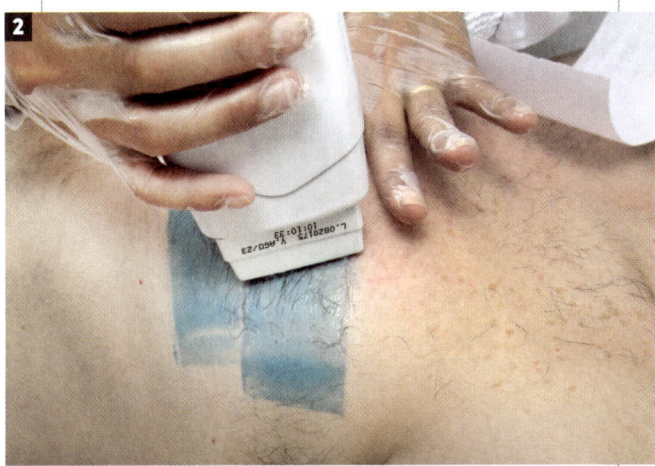

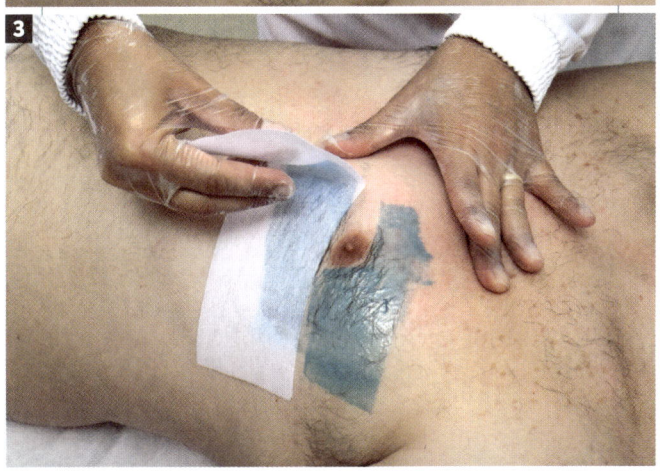

DEPILAÇÃO DE ABDOME MASCULINO

A depilação do abdome é uma extensão da depilação de peito. É possível usar tanto a cera quente como a *roll-on*, e no pós-depilatório existem as opções de aplicar primeiro o óleo removedor e, depois, o gel ou de fazer o inverso (gel antes, para aproveitar melhor suas propriedades, e óleo para finalizar).

DEPILAÇÃO DE ABDOME MASCULINO COM CERA QUENTE

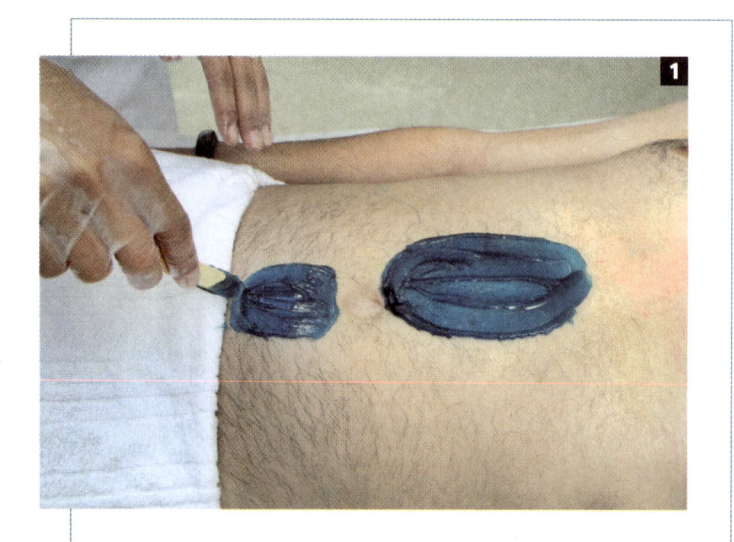

1 Após a assepsia, com a espátula aplique a cera fazendo uma faixa de cerca de 15 cm no centro do abdome no sentido do crescimento do pelo (do início do abdome, logo abaixo do peito, até o final do abdome, acima da região pubiana). Não passe cera em cima do umbigo.

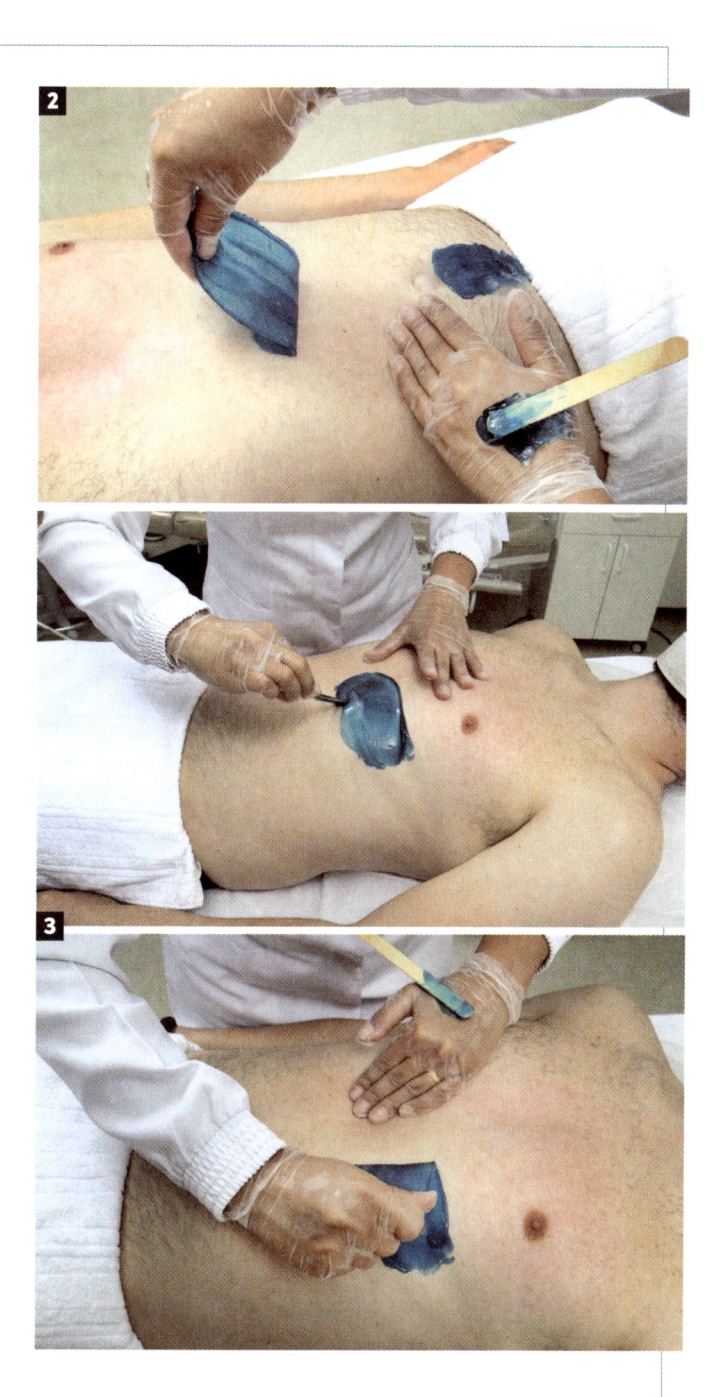

2 Depois de a cera endurecer, puxe-a no sentido contrário ao do crescimento do pelo. A pele deve estar bem esticada.

3 Após a depilação no centro, aplique a cera nas laterais, seguindo o sentido do crescimento dos pelos. Depois de ela endurecer, puxe-a no sentido contrário. Depois de toda a extensão do abdome ter sido depilada, finalize com os produtos pós-depilatórios (óleo removedor e gel).

DEPILAÇÃO DE ABDOME MASCULINO COM *ROLL-ON*

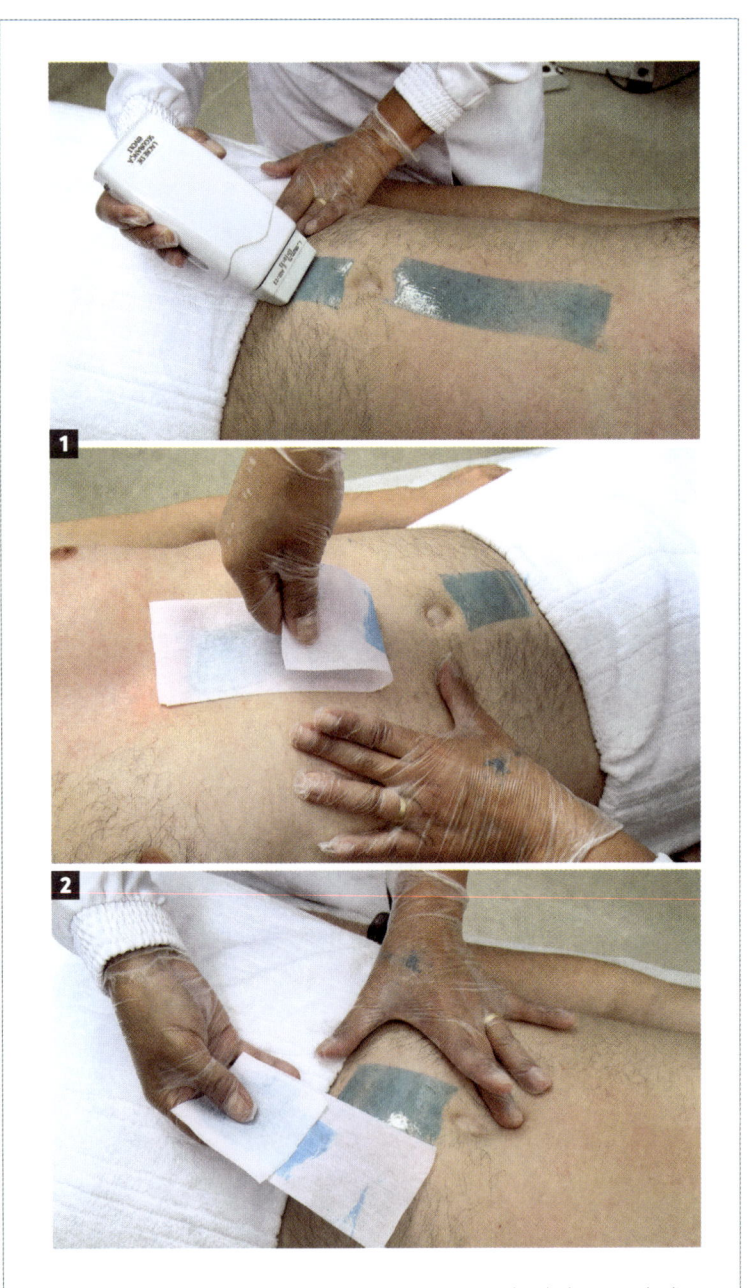

1 Após a assepsia, posicione o rolete no centro do abdome e deslize suavemente até o final do abdome (logo acima da região pubiana). Não passe em cima do umbigo. Com o TNT, retire os pelos.

2 Você pode dobrar o TNT na parte usada para aproveitar a parte limpa e retirar o trecho menor de cera. Se sobrarem pelos, não passe de novo o dispositivo diretamente na pele. Deslize o rolete no TNT e com o TNT retire os pelos restantes, de forma pontual.

DEPILAÇÃO DE COSTAS MASCULINAS

Também para as costas masculinas as recomendações são a cera quente e a *roll-on*, sendo esta mais prática e econômica.

DEPILAÇÃO DE COSTAS MASCULINAS COM CERA QUENTE

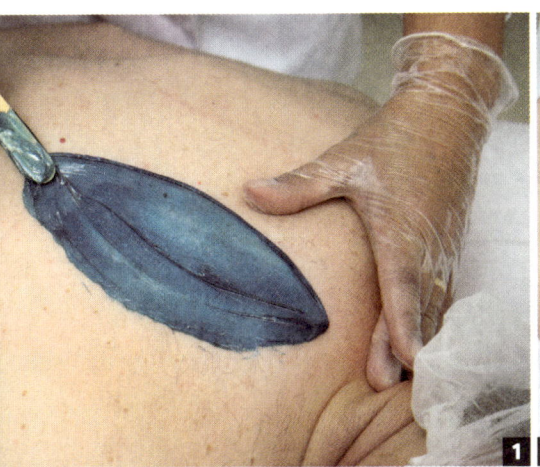
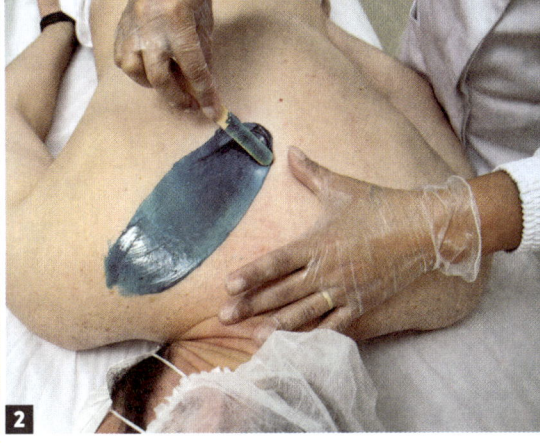
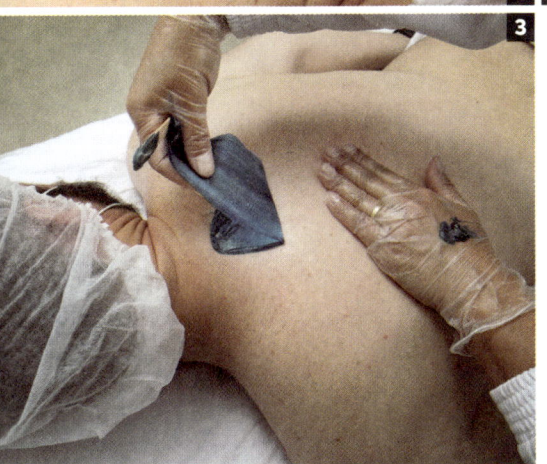

1 Com o cliente de bruços e após ter passado algodão embebido em loção higienizante, com a espátula aplique a cera fazendo uma faixa de aproximadamente 15 cm no centro das costas no sentido do crescimento dos pelos (desde a região abaixo da cervical até o meio das costas).

2 Após a cera endurecer, puxe-a no sentido contrário ao do crescimento dos pelos. A pele deve estar bem esticada.

3 Feita a depilação no centro das costas, aplique a cera nas laterais, seguindo o sentido do crescimento dos pelos. Depois de ela endurecer, puxe-a no sentido contrário. Após toda a extensão das costas ter sido depilada, finalize com os produtos pós-depilatórios (óleo removedor e gel).

DEPILAÇÃO DE COSTAS MASCULINAS COM *ROLL-ON*

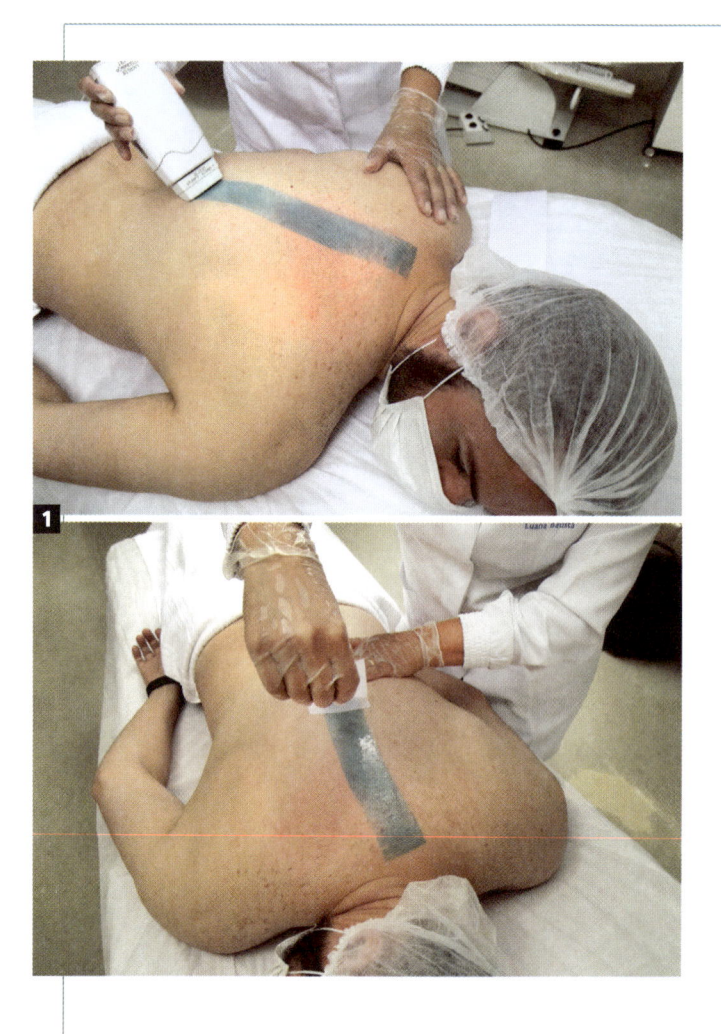

1 Depois de fazer a higienização com loção pré-depilatória, posicione o rolete no centro das costas (logo abaixo da cervical) e deslize suavemente até o meio das costas. Com o TNT, retire os pelos no sentido contrário ao do crescimento, rápido e rente à pele.

2 Vá realizando a aplicação nas laterais da mesma forma, seguindo o crescimento dos pelos e puxando no sentido contrário para fazer a extração. Se for necessário reaplicar, não passe novamente o dispositivo na pele. Deslize o rolete no TNT e com o TNT retire os pelos restantes. Finalize com os produtos pós-depilatórios (óleo removedor e gel).

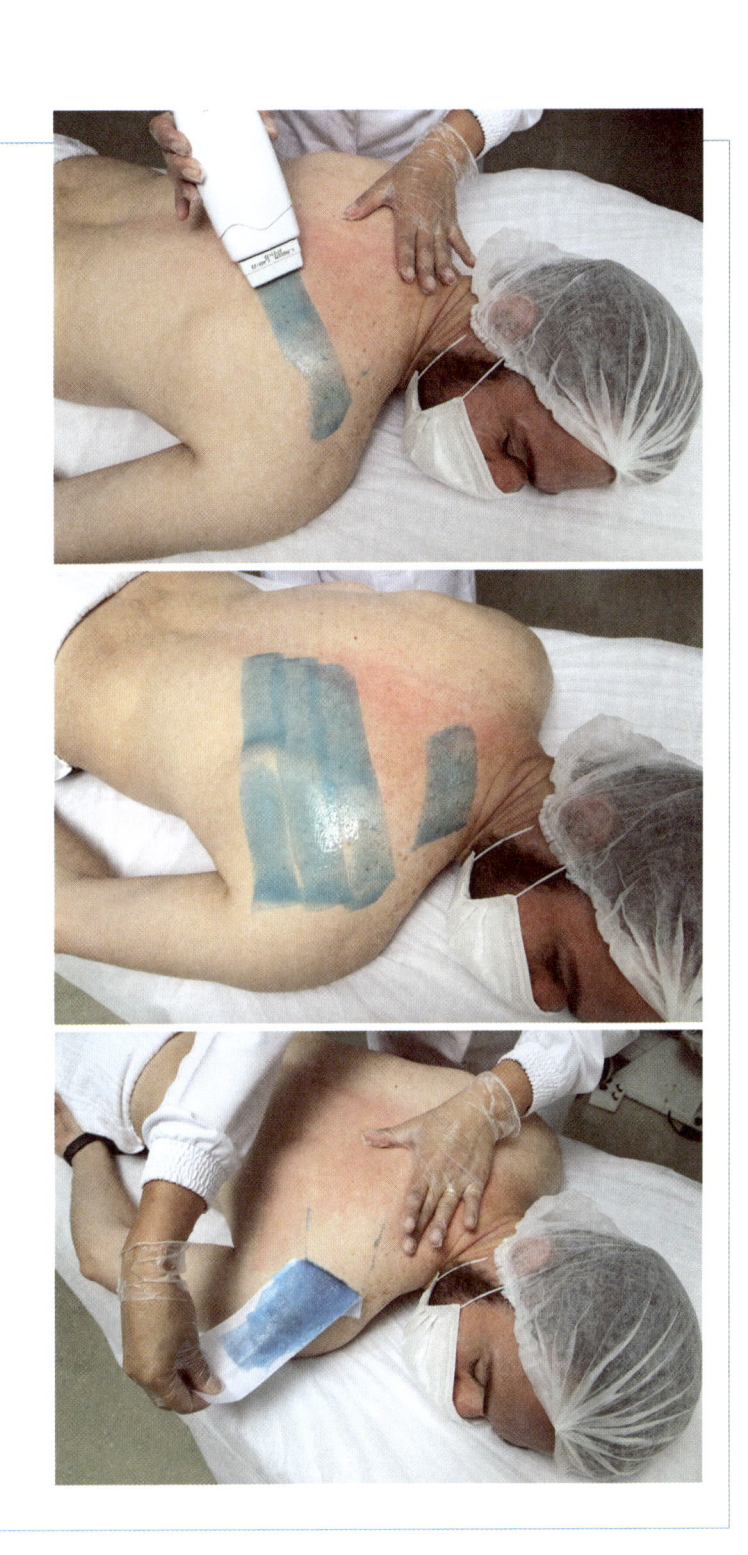

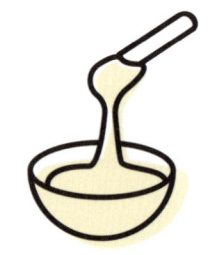

VOLTE SEMPRE

A depilação é uma profissão muito séria e respeitada. Há muito tempo deixamos de ser "arrancadores de pelos". Com muito estudo e dedicação nos desenvolvemos, aprendemos a ouvir as necessidades dos nossos clientes, construindo um conhecimento mais detalhado da pele, da estrutura dos pelos. Esse desenvolvimento se expressa quando conseguimos voltar nosso olhar para uma depilação que cuida da saúde. Não só a da pele, mas a saúde como um todo, pois diariamente lidamos com seres invisíveis que podem nos afetar e afetar nossos clientes caso não usemos de algo muito simples e também muito eficaz chamado biossegurança.

Somos profissionais mais desenvolvidos quando, além da extração dos pelos, entendemos a pele, suas necessidades, e tudo o que a cosmetologia oferece para todas as etapas do procedimento depilatório.

Depilação exige estudo, sim... para, quem sabe, além de depiladores podermos continuar aprendendo e ampliar nossa atuação – por exemplo, futuros esteticistas e profissionais da área de saúde.

Conhecimento nunca é demais; ele nos inspira, ele nos motiva e nos faz crescer.

Foi assim comigo. Apenas acrescentei algo mais: o amor e o respeito pela profissão e por todos os que passaram por meus serviços.

REFERÊNCIAS

AGÊNCIA NACIONAL DE VIGILÂNCIA SANITÁRIA (ANVISA). Resolução - RDC nº 50, de 21 de fevereiro de 2002. **Lex**: coletânea de legislação. Disponível em: http://bvsms.saude.gov.br/bvs/saudelegis/anvisa/2002/rdc0050_21_02_2002.html. Acesso em: 8 jun. 2020.

AGÊNCIA NACIONAL DE VIGILÂNCIA SANITÁRIA (ANVISA). **Segurança do paciente – higienização das mãos**. Brasília: Anvisa, 2009. Disponível em: http://www.anvisa.gov.br/servicosaude/manuais/paciente_hig_maos.pdf. Acesso em: 8 jun. 2020.

BRASIL. Constituição da República Federativa do Brasil de 1988. **Lex**: coletânea de legislação. Disponível em: http://www.planalto.gov.br/ccivil_03/constituicao/constituicao.htm. Acesso em: 8 jun. 2020.

BRASIL. Lei nº 8.078, de 11 de setembro de 1990. **Lex**: coletânea de legislação. Disponível em: http://www.planalto.gov.br/ccivil_03/leis/l8078.htm. Acesso em: 8 jun. 2020.

BRASIL. Lei nº 8.080, de 19 de setembro de 1990. **Lex**: coletânea de legislação. Disponível em: http://www.planalto.gov.br/ccivil_03/leis/l8080.htm. Acesso em: 8 jun. 2020.

BRASIL. Lei nº 12.892, de 18 de janeiro de 2012. **Lex**: coletânea de legislação. Disponível em: http://www.planalto.gov.br/ccivil_03/_ato2011-2014/2012/lei/l12592.htm. Acesso em: 8 jun. 2020.

BRASIL. Lei nº 13.467, de 13 de julho de 2017. **Lex**: coletânea de legislação. Disponível em: http://www.planalto.gov.br/ccivil_03/_ato2015-2018/2017/lei/L13467.htm. Acesso em: 8 jun. 2020.

BUENO, J. R. Lei do salão parceiro: o que é e quais as mudanças para os profissionais. **Sebrae**, 17 abr. 2018. Disponível em: http://blog.sebrae-sc.com.br/lei-do-salao-parceiro/. Acesso em: 8 jun. 2020.

CENTRO DE VIGILÂNCIA SANITÁRIA do Estado de São Paulo. **Manual de orientação para instalação e funcionamento de institutos de beleza sem responsabilidade médica**. São Paulo: Secretaria de Estado da Saúde de São Paulo, 2012. Disponível em: http://www.cvs.saude.sp.gov.br/zip/Manual%20est%C3%A9tica%20revisado-11set13.pdf. Acesso em: 8 jun. 2020.

DEPILAÇÃO: o profissional, a técnica e o mercado de trabalho. Rio de Janeiro: Senac Nacional, 2014.

Dermatologia.net. **Doenças de pele**. Disponível em: https://www.dermatologia.net/doencas-da-pele/as-doencas-da-pele/. Acesso em: 8 jun. 2020.

HARRIS, M. I. **Pele**: do nascimento à maturidade. São Paulo: Editora Senac São Paulo, 2016.

MARCONDES, M. M. S.; MONTANARI, D. C. P. **Esterilização e medidas de biossegurança**: em centros de materiais e esterilização e outros estabelecimentos. São Paulo: Editora Senac São Paulo, 2018.

MINISTÉRIO DA SAÚDE. Portaria nº 2.616, de 12 de maio de 1998. **Lex**: coletânea de legislação. Disponível em: http://bvsms.saude.gov.br/bvs/saudelegis/gm/1998/prt2616_12_05_1998.html. Acesso em: 8 jun. 2020.

MINISTÉRIO DO TRABALHO. **Classificação Brasileira de Ocupações**. Disponível em: http://www.mtecbo.gov.br/cbosite/pages/home.jsf. Acesso em: 8 jun. 2020.

MOREIRA, S. V. Uso da ética nas relações do trabalho. **Jus**, dez. 2014. Disponível em: http://jus.com.br/artigos/34844/uso-da-etica-nas-relacoes-de-trabalho#ixzz3PyflKk00. Acesso em: 8 jun. 2020.

OLIVEIRA, D. A. de et al. **Câncer de pele**: conhecer para melhor combater. São Paulo: Editora Senac São Paulo, 2018.

PEREIRA, P. G. **Vaidade masculina**: novo segmento de mercado para os profissionais da estética. Disponível em: http://siaibib01.univali.br/pdf/Patricia%20Pereira%20e%20Silma%20Hoepers.pdf. Acesso em: 8 jun. 2020.

SOCIEDADE BRASILEIRA DE DERMATOLOGIA. **Dermatofitose**. Disponível em: https://www.sbd.org.br/dermatologia/unhas/doencas-e-problemas/dermatofitose/91/. Acesso em: 8 jun. 2020.

ÍNDICE GERAL